行動科学からのアプローチによる
食と健康との関連性の研究

柴　英里

すずさわ書店

行動科学からのアプローチによる
食と健康との関連性の研究

柴　英里

まえがき

　筆者はこれまで、ジェームズ・プロチャスカ (James O. Prochaska) らが提唱するトランスセオレティカル・モデル (transtheoretical model : TTM) を理論的根拠として、デジタル・ツールや栄養カードゲーム等を活用した介入によって青年期にある大学生の食行動や意識がどのように変容するのか、ということを中心に研究を進めてきた。研究成果は、拙著『行動変容ステージモデルに基づく青年期の食行動に関する研究』(すずさわ書店、2010 年)および「高知大学学術研究報告」第60巻(2011 年)、「高知大学教育学部研究報告」第 26・27 号 (2012・2013 年) などに掲載された論文において示したとおりである。

　これらの研究は、食行動変容理論の追究に留まらず、TTM に基づく介入を実施してエビデンスを得るというスタイルをとっている。一例として、2008 年 10 月から翌年 6 月にかけて大学生を対象として実施した、TTM とデジタル・ツールを導入した介入について紹介する。

　対象者の人数は合計 55 名であり、平均年齢は 19.6(SD=0.81)歳であった。この調査では、介入開始前に対象者各人に「宣言文」として食行動目標を立てさせ、介入期間の食事内容を正確に記録し省察できるように「ごはん日記」を配布し、記録させた。2 週間、ニンテンドー DS および食育ソフトウェア「こはるの DS うちごはん。」を対象者に貸与し、その間、自由に使用させた。

　介入開始前と終了時に、質問紙で調査した主な項目は、健康的な食生活に関する行動変容ステージ、食物摂取頻度調査、不定愁訴、調理に関する自己効力感であった。また、事後調査の項目として新たに DS と「こはるの DS うちごはん。」に関する項目を追加した。この項目は、これら

の使用頻度や、使用感（楽しかったか、使いやすかったか、満足だったか等）などについて尋ねるものであった。また、野菜、果物、魚、牛乳摂取に関する行動変容ステージを尋ねる項目を、事前と事後の質問紙に加えた。

　この介入による主な結果について述べる。健康的な食生活に関する行動変容ステージは、事後において、事前より上がった対象者が17.3%、事前と同じであった対象者は75.0%、事前より下がった対象者が7.7%であった。摂取品目ごとの行動変容ステージの変化をみると、4つの食品摂取のいずれかの行動変容ステージにおいて上昇がみられた対象者は69.2%であった。逆に、野菜、果物、魚、牛乳の4つの食品摂取に関して、全くステージ移行がみられなかった対象者は23.1%であり、ステージが下降した者は7.7%にとどまった。このことから、TTMとデジタル・ツールを導入した介入には、部分的であれ、食行動変容ステージをステップ・アップさせる効果があることが明らかになった。なお、この介入の詳細については、拙稿「トランスセオレティカル・モデルによる食行動変容に関する研究」（高知大学学術研究報告、第60巻、2011年）を参照していただきたい。

　以上のように、TTMおよび食行動のステージ・アップが見込まれるツールの導入によってある程度の効果は得たものの、今後に取り組むべき課題も鮮明になってきた。

　その1は、日本よりも食の問題が深刻化しており、様々な健康増進・疾病予防のための食生活改善に関する取り組みがなされているアメリカに焦点を絞って、行動科学からアプローチした食育プログラムを調査・収集し、その理論・方法について考察することを通して、食行動変容のためのより効果的な手立てを求めるという課題である。

　その2は、大学生を対象として、牛乳・乳製品摂取状況等の実態を調査し、健康的な食生活、不定愁訴、ストレス、幸福度と牛乳・乳製品摂取との関連を把握するとともに、食行動変容を促すためのTTMを基盤とした介入を実施して効果を評価するという課題である。介入について

は、これまでの研究を踏まえて、デジタル・ツールに加えてシリコン製スチームケースを使用する自己調整学習を実施させ、その効果を知りたいと思うに至った。ここで言う自己調整学習とは、学習者が主体的に活動を推進し、自らの学びを創り上げていく学習方式を意味している。

その3は、大学生のストレス時における牛乳・乳製品を含む食嗜好および食行動の実態調査を実施するとともに、「疲労・ストレス測定システム」を導入して、食と健康との関連について実証的に把握するという課題である。ストレス軽減やストレス対処、ストレス耐性といった抗ストレスにおける食生活の役割が示されれば、現代社会の健康問題改善に大きく寄与する可能性がある。また食生活とストレスに関するエビデンスが示されれば、科学的根拠に基づいた食育プログラムの開発や評価に適用することができるのではないかと考えた。

以上の課題については、「一般社団法人Jミルク」から、平成25、26、27年度の3回にわたって研究助成を受け、輪郭を明らかにすることができた。各研究の題目は「アメリカにおける乳・乳製品摂取を促進する食育プログラムの理論と方法および使用教材の研究」(平成25年度)、「行動変容ステージモデルに基づいた乳・乳製品の摂取を促す食教育プログラムの開発——青年期を対象として——」(平成26年度)、「大学生を対象とした乳摂取促進に資する食育プログラムの開発と評価に関する実証的研究——行動変容理論および疲労・ストレス測定システムを導入して——」(平成27年度)であった。

研究成果の一部については、Jミルクのホームページ上で公開されているが、本書は3カ年の研究を編み直して全体像を示したものである。本書がわが国における青年期男女の食生活向上に資する道標になることを願う次第である。

目　次

まえがき　*3*

第1章　研究の背景および目的と方法……………………………………13
第1節　研究の背景　*13*
第2節　研究の目的と方法　*16*

第2章　行動科学に基づいて開発されたアメリカの食育プログラム…19
第1節　アメリカにおける食生活に関連した施策・取り組み　*19*
  2.1.1　アメリカにおける食生活関連施策の背景　*19*
  2.1.2　アメリカの食生活と健康課題　*20*
  2.1.3　食育に適用されうる行動変容理論　*21*
第2節　行動科学に基づいて開発された食育プログラム　*23*
第3節　TTM に基づいた食育プログラム *La Cocina Saludable*
      (*The Healthy Kitchen*)　*24*
  2.3.1　プログラム開発の目的と特徴　*24*
  2.3.2　*La Cocina Saludable* における変容ステージおよび変容プロセス　*24*
  2.3.3　プログラムの対象者と実施方法　*27*
  2.3.4　プログラム開発の背景　*27*
  2.3.5　プログラムで使用されている教材　*28*
  2.3.6　abuela が授業で使用するための手引書　*28*
  2.3.7　*La Cocina Saludable* のプログラム構成および学習活動　*30*
  2.3.8　ユニット「Make It Healthy」の構成と「乳・カルシウムに富む食品群
      (Milk and Calcium-rich Foods Group)」に関する学習内容　*31*
  2.3.9　「Make It Healthy パートⅠ」の学習内容　*32*

2.3.10 「Make It Healthy パートⅠ」の「乳・カルシウムに富む食品群」に関する学習活動　*34*

2.3.11 「Make It Healthy パートⅡ」のプログラム構成と「乳・カルシウムに富む食品群」に関する学習活動　*38*

2.3.12 「Make It Fun」のプログラム構成と「乳・カルシウムに富む食品群」に関する学習活動　*41*

2.3.13 「Make It Healthy」および「Make It Fun」にみる「乳・カルシウムに富む食品群」に関する学習　*42*

第4節　TTM と HBM に基づいた食品衛生教育プログラム *Now You're Cooking...Using a Food Thermometer!*　*43*

2.4.1 食品衛生教育プログラム *NYCUFT* 開発の背景　*43*

2.4.2 *NYCUFT* において用いられている行動変容理論　*44*

2.4.3 *NYCUFT* における教材と授業構成の概要　*45*

2.4.4 *NYCUFT* プログラムの特質　*46*

第3章　牛乳・乳製品の摂取と健康との関連性 ·····························*51*
──実態調査と介入研究──

第1節　牛乳・乳製品の摂取状況と不定愁訴、幸福度、ストレスとの関連についての実態調査【研究1】　*51*

3.1.1 研究の構成　*51*

3.1.2 実態調査【研究1】の目的、対象および方法　*51*

3.1.3 「牛乳・乳製品摂取に関する変容ステージ」および「健康的な食生活に関する変容ステージ」についての調査　*52*

3.1.4 不定愁訴尺度についての調査　*55*

3.1.5 幸福度とストレス度の測定　*55*

第2節　【研究1】の結果および考察　*56*

3.2.1 牛乳・乳製品の摂取に関する変容ステージ　*56*

3.2.2 1週間あたりの牛乳・乳製品平均摂取　*57*

3.2.3 牛乳・乳製品摂取に関する変容ステージと牛乳・乳製品摂取量

との関連　*57*

3.2.4　牛乳・乳製品摂取に関する変容ステージと健康的な食生活に関する変容ステージとの関連　*58*

3.2.5　牛乳・乳製品摂取に関する変容ステージとミネラル充足量　*59*

3.2.6　牛乳・乳製品摂取に関する変容ステージと水溶性ビタミン充足量　*60*

3.2.7　牛乳・乳製品摂取に関する変容ステージとビタミンＡ（レチノール当量）充足量　*62*

3.2.8　牛乳・乳製品摂取に関する変容ステージとタンパク質充足量　*63*

3.2.9　牛乳・乳製品摂取に関する変容ステージと不定愁訴との関連　*64*

3.2.10　牛乳・乳製品摂取に関する変容ステージと幸福度との関連　*65*

3.2.11　牛乳・乳製品摂取に関する変容ステージとストレス度との関連　*65*

3.2.12　【研究１】の総括　*66*

第３節　デジタル・ツール「ニンテンドーＤＳ」とシリコン製スチームケースの使用および自己調整学習による介入【研究２】　*66*

3.3.1　食行動変容を促す手立て─変容プロセスと自己調整学習　*66*

3.3.2　ニンテンドーＤＳと「こはるのＤＳうちごはん。」の教材性　*68*

3.3.3　シリコン製スチームケースの教材性　*70*

3.3.4　介入の目的、対象および方法　*70*

3.3.5　介入プロトコル　*70*

3.3.6　介入の評価　*71*

第４節　【研究２】の結果および考察　*72*

3.4.1　介入の事前・事後における牛乳摂取に関する変容ステージの変化　*72*

3.4.2　介入の事前・事後における間食としてのヨーグルト摂取に関する変容ステージの変化　*73*

3.4.3　介入の事前・事後における健康的な食生活に関する変容ステージの変化　*74*

3.4.4　介入の事前・事後における牛乳・乳製品摂取に関する変容ステージの変化　*75*

3.4.5　介入におけるデジタル・ツールの使用　*76*

3.4.6　介入におけるシリコン製スチームケースの使用　*78*

3.4.7　デジタル・ツールとシリコン製スチームケース使用の関連　*80*

3.4.8　介入後の自由記述例　*81*

3.4.9　【研究2】の総括　*92*

第5節　本章のまとめ　*93*

第4章　食行動と疲労・ストレスとの関連性················*95*
——実態調査と疲労・ストレス測定——

第1節　現代社会とストレス　*95*

4.1.1　現代社会の健康課題としてのストレス　*95*

4.1.2　ストレスとは何か　*96*

4.1.3　ストレッサー、ストレス反応、ストレス関連疾患　*98*

第2節　ストレス時の食嗜好および食行動に関する実態調査【研究1】　*99*

4.2.1　研究の構成　*99*

4.2.2　実態調査の目的　*100*

4.2.3　調査対象および方法　*100*

4.2.4　ストレス時における食行動の変化に関する質問項目　*101*

4.2.5　疲労時における食行動の変化に関する質問項目　*101*

4.2.6　好きな食べ物についての自由記述　*101*

4.2.7　分析方法　*101*

第3節　【研究1】の結果および考察　*102*

4.3.1　ストレス時および疲労時における食事の量的変化　*102*

4.3.2　ストレス時および疲労時における食の質的変化と好きな食べ物　*105*

4.3.3　ストレス時や疲労時に食べたくなるものと好きな食べ物との
　　　　対応分析　*106*

4.3.4　【研究1】の総括　*110*

第4節　「疲労・ストレス測定システム」を導入した食とストレスとの
　　　　関連についての調査【研究2】　*111*

4.4.1　ストレスの評価法　*111*

4.4.2　ストレスと疲労　*111*

4.4.3　ストレスによる疲労と食育　*113*

4.4.4　ストレスおよび疲労の定量化：主観的計測と客観的計測　*114*

4.4.5　「疲労・ストレス測定システム」の概要および特徴　*114*

4.4.6　【研究2】の目的　*115*

4.4.7　調査対象および方法　*117*

4.4.8　「牛乳・乳製品摂取に関する変容ステージ」および「健康的な
　　　食生活に関する変容ステージ」についての質問紙調査　*118*

4.4.9　質問紙による主観的ストレス度の測定および分析方法　*119*

第5節　質問紙による調査の結果および考察　*120*

4.5.1　牛乳・乳製品摂取に関する変容ステージ　*120*

4.5.2　1週間あたりの牛乳および乳製品平均摂取　*121*

4.5.3　牛乳・乳製品摂取に関する変容ステージと牛乳・乳製品摂取
　　　量との関連　*121*

4.5.4　健康的な食生活に関する変容ステージ　*121*

4.5.5　牛乳・乳製品摂取に関する変容ステージと健康的な食生活に
　　　関する変容ステージとの関連　*122*

第6節　疲労・ストレス測定調査の結果および考察　*123*

4.6.1　自律神経評価の結果　*123*

4.6.2　「疲労・ストレス測定システム」による自律神経評価と牛乳・
　　　乳製品摂取に関する変容ステージ　*123*

4.6.3　「疲労・ストレス測定システム」による自律神経評価と牛乳・
　　　乳製品摂取　*124*

4.6.4　「疲労・ストレス測定システム」による自律神経評価と主観的
　　　ストレス度との関連　*125*

4.6.5　【研究2】の総括　*125*

第7節　本章のまとめ　*125*

第5章　研究のまとめと展望 ……………………………………………………*131*

　第1節　アメリカの行動科学に基づいた食育プログラムと多様な栄養
　　　　　教育教材が示唆するもの　*131*

　第2節　牛乳・乳製品摂取の側面から見た大学生の食と健康との関連
　　　　　について　*133*

　第3節　デジタル・ツールとシリコン製スチームケースを使用した介
　　　　　入の効果と限界　*134*

　第4節　疲労・ストレスと食生活との関連を見出すことの意義　*136*

補章　アメリカの栄養教育用教材・プログラムの収集と分析 …………*139*

　第1節　NASCO 社の栄養教育用教材・プログラム　*139*

　第2節　収集した栄養教育用教材・プログラムの概要と特徴　*140*

　　6.2.1　*Food Fun Nutrition Cards*　*140*

　　6.2.2　*Nasco's Double Food Cards Set*　*141*

　　6.2.3　*Body IQ Nutrition Board Game*　*143*

　　6.2.4　*Health Helpings MyPlate Game*　*145*

　　6.2.5　*50 App Activities for Food Safety and Sanitation*　*146*

　　6.2.6　*Serving up...50 Lessons Over Easy for Food Science and
　　　　　Nutrition*　*147*

　　6.2.7　*What's for Breakfast? Lesson Plans*　*147*

　第3節　*Nasco's Double Food Cards Set* 教材を用いた授業例　*148*

　　6.3.1　*Nasco's Double Food Cards Set* を用いた授業の概要　*148*

　　6.3.2　授業の目標と指導過程　*149*

　　6.3.3　総　括　*150*

　　あとがき　*153*

　　索　　引　*155*

第1章　研究の背景および目的と方法

第1節　研究の背景

　近年、食を大切にする心の欠如、栄養バランスの偏った食事や不規則な食事の増加、肥満や生活習慣病の増加、過度の痩身志向、食品の安全性の問題の発生、食料の海外への依存、伝統ある食文化の喪失など、日本の食に関する問題が多方面から指摘されている[1]。そのような食の状況の悪化を背景として、食のあり方を全面的に見直し問題解決を図るという観点から、2005（平成 17）年に食育基本法が施行された。すべての世代の人々が食を通じて健全な心身と豊かな人間性を育むことができるようにすることを目的として制定された食育基本法は食育推進の嚆矢となったが、食育の具体的な取り組みや内容については、この言葉を使う側の立場や考え方によって様々であるというのが現状である[2]。言い換えれば、食育基本法の制定を受けてある程度の政策的方向づけはなされたが、食育と称される取り組みの幅はあまりに広い。そのため、個人の食生活をより適切な方向へ導くために、具体的にどのように食育を行えばよいのかといった問題は複雑で、解決の糸口が容易には見つからない。また、食育を実施すること自体が目的化してしまい、その取り組みによってどのような効果がもたらされたのかという観点からの評価が行われていない場合も少なくない。そこで、どのようにすれば奏功する食育を行うことができるか、どのようにしてその効果を明らかにしたらよいかという 2 つの観点から、食育について検討することが緊要となっている。

　国外に目を向けると、米国では、健康増進・疾病予防における行動の役割に焦点をあてた研究や実践に対する期待が高まっている[3]。というの

も、心血管疾患、がん、感染症、アレルギー性疾患、骨粗鬆症、糖尿病など多くの疾病が、喫煙、不健康な食生活、運動不足といった行動と関連することが明らかとなっており、[4] 望ましい食・健康行動の実践と定着が人々の健康状態の改善に大いに寄与することが見込まれているからである。

　一方、アメリカと類似の問題を抱えている日本においても、健康増進を目的として対象者の食行動を変容させることが食育の課題として掲げられている。[5] 食行動変容に焦点をあてることにより、上述した食育において検討すべき事項、すなわち奏功する食育の実践およびその評価をどのように行うべきかという問題に対して、明確な視座を与えることができると考えられる。望ましい方向への食行動変容を促すことを意図した手立てを考案・実践して、食行動変容が促進されたかどうかについて評価することにより、効果的な食育に関する知見や食育の効果に関するエビデンスを示すことが可能となると考えている。

　このような考えのもとで、以下に述べる理由から、青年期の乳・乳製品摂取を中心とした食行動と健康との関連を中軸に据えて、個人の食生活改善に資する手立てについて検討することを取り組むべき優先課題として設定した。

　牛乳・乳製品には各種栄養素がバランスよく含まれており、[6] 牛乳・乳製品を摂取することによりカルシウムをはじめとする日常の食生活において不足しがちな栄養素が供給される。[7] そのため、牛乳・乳製品は、いずれのライフステージにおいても重要な食品とされており、とりわけ、小児期から思春期・青年期においては、牛乳・乳製品に含まれるカルシウムや、タンパク質、リンなどの微量栄養素が、骨、筋肉、神経系の発育・発達を促す可能性がある。[8]

　厚生省（当時）が 2000 年に始めた国民健康づくり運動である「21 世紀における国民健康づくり運動」（以下、健康日本 21 とする）では、健康寿命の延伸等を実現するために、2010 年度を目途とした具体的な目標等が提示された。健康日本 21 では、栄養・食生活に関する目標の一

つとして、カルシウムに富む食品（牛乳・乳製品、豆類、緑黄色野菜）の成人の1日あたりの平均摂取量の増加が掲げられた。[9) 10)]

目標値設定の背景には、平成9年国民栄養調査結果があり、それによると成人にとって必要とされるカルシウム量は600〜700mg/dayであるのに対し、平均摂取量は571mg/dayにとどまっていた。また、カルシウムの適量摂取に寄与する食品群の1日あたりの平均摂取量は、成人で、牛乳・乳製品107g、豆類76g、緑黄色野菜98gであったことを受けて、健康日本21では、1日あたり牛乳・乳製品130g、豆類100g、緑黄色野菜120g以上を摂取することが目標とされた。[11)]

平成25年国民健康・栄養調査報告によると、[12)] 1人1日あたりのカルシウム摂取量は、20歳以上で平均498mg（成人男性：512mg/day、成人女性：486mg/day）であり、この値は「日本人の食事摂取基準（2015年版）[13)]」に定められた推定平均必要量（成人男性：550〜650mg/day、成人女性：500〜550mg/day）や、推奨量（成人男性：650〜800mg/day、成人女性：650mg/day）を依然として下回っている。また、成人1日あたりにおけるカルシウムに富む食品群の平均摂取量は、牛乳・乳製品103.9g、豆類64.1g、緑黄色野菜87.3gであり、健康日本21の目標値を下回っていた。[14)]（図1−1参照）

牛乳・乳製品を摂取することによる人体への効用は、栄養機能のみに限定されるものではない。牛乳・乳製品の三次機能として、不眠解消やリラックス効果等も期待されている。[15)] また、牛乳・乳製品摂取によって、直接的あるいは間接的に認知機能低下の改善がなされるとの研究が報告されている。[16)] そのため、牛乳・乳製品摂取は、身体だけでなく、精神的な健康度と関連している可能性がある。

以上のように、わが国の成人では、牛乳をはじめとするカルシウムに富む食品の摂取が、適切なカルシウム摂取量を満たすほどはなされていない、という現状であり、ゆえに良質のカルシウム供給源である牛乳・乳製品の摂取を促す手立てが喫緊の課題であると考えた。

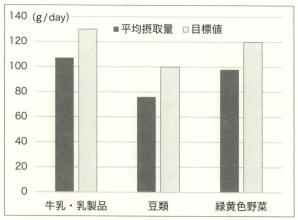

図1-1　平成25年国民健康・栄養調査報告による成人（20歳以上）1日あたりの牛乳・乳製品、豆類、緑黄色野菜摂取量と健康日本21における摂取目標値

第2節　研究の目的と方法

　以下、第2章では、上記第1節で述べた問題意識に基づいて、日本よりもさらに食と健康の問題が深刻化しているアメリカにおいて、食生活改善のためにどのような取り組みがなされているのか、行動変容理論および食育プログラムと教材の視点から明らかにする。アメリカでは、ヘルス・ビリーフ・モデル (health belief model : HBM)、トランスセオレティカル・モデル (transtheoretical model : TTM) などの行動変容理論に基づいて、健康増進・疾病予防のための食生活改善に関するユニークな食育プログラムと豊かな教材が開発され、様々な取り組みがなされている。そのような行動変容理論に基づいて開発された食育プログラム *La Cocina Saludable (The Healthy Kitchen)* と *Now You're Cooking...Using a Food Thermometer!* の分析および多彩な市販教材の収集・分析を通して、牛乳・乳製品の摂取促進を図る方途を見出すことを研究の目的とした。

　第3章では、大学生を対象として、行動変容ステージモデルである

TTM を基盤とした牛乳・乳製品摂取に関する質問紙による調査と食行動変容を促すための介入を実施し、その結果について述べている。研究は、469 名の大学生を対象とした牛乳・乳製品摂取状況等に関する実態調査【研究1】、および31 名を対象とした牛乳・乳製品摂取向上のためのデジタル・ツールとシリコン製スチームケースの導入による介入の実施・評価【研究2】という2部構成である。大学生の栄養摂取の実態と身近なツールを導入した介入の効果と限界を明らかにすることを研究目的とした。

第4章では、日本のストレス社会化が指摘され、ストレス反応の慢性化による心身の不調やうつ病等の疾患が問題となっていることを背景として、乳摂取を始めとする食生活と疲労・ストレスとの関係について明らかにすることを目的とした。大学生を対象として食物摂取頻度調査 (FFQ) を行うとともに、疲労・ストレス測定システム一式を用いて測定を実施した。調査時期は2015 年5 月～2016 年1 月であり、対象者は、質問紙調査のみの学生が317 人、質問紙調査と疲労・ストレス測定を行った学生は35 名であった。導入する理論としては、食行動変容のために広く適用されている TTM (transtheoretical model) を採用した。

第5章では、本研究から得られた知見を総括するとともに今後の展望について述べた。なお補章においては、わが国の今後の食育研究に資するように、アメリカの栄養教育用市販教材・プログラムを紹介した。

註および引用・参考文献

1) 内閣府編『平成 18 年度版 食育白書』，社団法人時事画報社，2006，pp.2-27.

2) 森田倫子「食育の背景と経緯——『食育基本法案』に関連して——」，『調査と情報』，第 457 号，2004，pp.1-10.

3) Painter, J. E., Borba, C. P. C., Hynes, M., Mays, D., and Glanz, K., The use of theory in health behavior research from 2000 to 2005: a systematic review, *Annals of Behavioral Medicine*, 35(3), 2008, pp.358-362 .

4) Solomon, S. and Kington, R., National efforts to promote behavior-change research: views from the Office of Behavioral and Social Sciences Research, *Health Education Research,* 17(5), 2002, pp.495-499.

5) 赤松利恵「行動科学に基づいた栄養教育」,『栄養学雑誌』, Vol.60, No.6. 2002, pp.295-298.

6) 一般社団法人 J ミルク編『牛乳・乳製品の知識 第 2 版』, 2013, pp.24-35.

7) Nicklas, T. A., O'neil, C. E., & Fulgoni, V. III., The nutritional role of flavored and white milk in the diets of children. *Journal of School Health*, Vol.83, No.10, 2013, pp.728-734.

8) Visioli, F. & Strata, A., Milk, Dairy Products, and Their Functional Effects in Humans: A Narrative Review of Recent Evidence. *Advances in Nutrition*, Vol.5, 2014, pp.131-143.

9) 厚生労働省 http://www1.mhlw.go.jp/topics/kenko21_11/pdf/b1.pdf (2015 年 5 月 10 日閲覧)

10) 2013 年より (2022 年まで) 推進されている「健康日本 21 (第 2 次)」では、カルシウムに富む食品の摂取に関する目標値は掲げられていない。

11) 厚生労働省 http://www1.mhlw.go.jp/topics/kenko21_11/pdf/b1.pdf (2015 年 5 月 10 日閲覧)

12) 厚生労働省「平成 25 年国民健康・栄養調査 第 1 部 栄養素等摂取状況調査の結果」http://www.mhlw.go.jp/bunya/kenkou/eiyou/dl/h25-houkoku-04.pdf (2015 年 5 月 10 日閲覧)

13) 厚生労働省「日本人の食事摂取基準 (2015 年版) の概要」http://www.mhlw.go.jp/file/04-Houdouhappyou-10904750-Kenkoukyoku-Gantaisakukenkouzoushinka/0000041955.pdf (2015 年 5 月 10 日閲覧)

14) 厚生労働省, 前掲資料 12)

15) 一般社団法人 J ミルク, 前掲書 6), p.91.

16) Visioli, F. & Strata, A., *op. cit.*, pp.131-143.

第2章 行動科学に基づいて開発された
アメリカの食育プログラム

第1節 アメリカにおける食生活に関連した施策・取り組み

2.1.1 アメリカにおける食生活関連施策の背景

　人々が生涯にわたって心身ともに健康であり豊かな人間性を育む上で、健全な食生活は非常に重要である。しかし、近年、世界各国において、生活習慣病に代表される食生活と関連の深い疾病の増加等が問題となっている。日本においては、食生活の欧米化に起因する肥満や生活習慣病の増加、過度の痩身志向、諸外国からの食料輸入による食品・食材の安全性の問題、朝食を欠食する若者の増加、食の外部化に伴う食事作り能力の低下や食知識の不足、食文化の衰退など、食をめぐる様々な問題が浮上している[1]。一方、日本よりもさらに食の問題が深刻化しているアメリカでは、現状を打破すべく多種多様な健康増進・疾病予防のための食生活改善に関する取り組みがなされている。

　アメリカで初めて食事勧告 (dietary recommendations) が示されたのは、1894年、アメリカ農務省によってであり、以来、アメリカ政府は100年以上にわたり栄養勧告 (nutritional recommendations) を作成してきた[2]。食事に関する指針は時代とともに刷新されており、心臓病、糖尿病、骨粗鬆症、肥満といった慢性疾患の増加という疾病構造の変化を鑑みたうえで栄養素摂取の重要性に焦点が当たったのは1977年のことであった[3]。

（1）ヘルシー・ピープル (*Healthy People*)

　ヘルシー・ピープル (*Healthy People*) とは、1979年に公開された

健康増進と疾病予防に関する米国公衆衛生局長官の報告書であり、その公開と同時にヘルシー・ピープルに関する一連の施策がスタートした[4]。ヘルシー・ピープルでは、全てのアメリカ国民の健康改善に資する科学に基づいた国家目標を10年ごとに定めている[5]。

（2）食事摂取基準（Dietary Reference Intakes）とアメリカ人のための食生活指針（*Dietary Guidelines for Americans*）

食事摂取基準（Dietary Reference Intakes）とは、エネルギー、栄養素、その他食品成分の推奨量を示したものである[6]。食事摂取基準において、栄養素摂取については推定平均必要量（Estimated Average Requirement; EAR）、推奨量（Recommended Dietary Allowance; RDA）、目安量（Adequate Intake; AI）、耐容上限量（Tolerable Upper Intake Level; UL）が、エネルギー摂取については推定エネルギー必要量（Estimated Energy Requirement; EER）および許容主要栄養素分布範囲（Acceptable Macronutrient Distribution Range; AMDR）が定められている。

これに対して、アメリカ人のための食生活指針（*Dietary Guidelines for Americans*）とは、健康を増進するような食事全般とライフスタイルの選択について示したものである[7]。換言すれば、この指針は健康増進と病気予防に役立つ食品の選択のためのガイドラインであり、連邦政府の国民栄養に関する政策および栄養教育活動の基礎・主要なデータ源と位置づけられている[8][9]。アメリカ人のための食生活指針2010年版では、健康増進および過体重・肥満まん延の防止・慢性疾患のリスク減少を目指して、エビデンスに基づいた栄養指針が示されている[10]。

2.1.2 アメリカの食生活と健康課題

Healthy People 2000: Final Review によれば、アメリカにおいて栄養因子や食事因子は予防可能な疾患や早期死亡の一因となっており、食事因子は主な死因となる4つの疾患（冠動脈性心疾患、ある種のがん、脳卒中、2型糖尿病）と関連している。これらの疾患について、医療費

や生産性の喪失を考慮すると、毎年、2,000億ドル以上の社会的コストがかかっていると推定されている。また、食事因子は骨粗鬆症にも関連しているが、アメリカ国内では2500万人以上が骨粗鬆症であるといわれており、閉経後の女性や老人の骨折の主因となっている。過体重（25≦BMI＜30）や肥満（30≦BMI）の増加も深刻な問題である。過体重や肥満は、高血圧、2型糖尿病、冠動脈性心疾患、脳卒中、胆嚢疾患、変形性関節症、睡眠時無呼吸、呼吸障害、ある種のがんなど様々な疾病に対するリスクを増加させることが知られている。[11]アメリカにおける肥満成人の割合は、1960年では約13%であったが、今日では過体重の成人と肥満成人を合わせた割合は68%にも上っている。[12]

　以上のような健康課題をもつアメリカにおいて、社会や学校、また家庭における食育の重要性が叫ばれるのは当然のことであり、食行動変容のための理論と実践の研究および食育教材の開発が盛んに行われているという現状である。

2.1.3　食育に適用されうる行動変容理論

　学習者の食行動を望ましい方向に変容させ習慣化させることは、食育において重要な到達目標の一つである。しかし、たとえ知識を習得させたとしても、必ずしも行動の変容に結びつかないことから、アメリカでは1970年以降、行動変容に関する研究が発展してきた。以下に代表的な行動変容理論を2つ挙げる。

　（1）ヘルス・ビリーフ・モデル（health belief model：HBM）

　ヘルス・ビリーフ・モデル（health belief model：HBM）は、1960年代にRosenstockによって提唱されたモデルを端緒として1970年代にBeckerらが発展させたもので、健康関連行動に関わる要因構造をモデル化したものである。[13)14)]ヘルス・ビリーフ・モデルによると、本人が病気についてどのように感じているかという信念が行動には必須であり、疾病にかかる可能性や、疾病の重大さなどに対してどう感じているかを知り、

信念が変わるように働きかけることで行動が変わるというモデルである。

（2）トランスセオレティカル・モデル（transtheoretical model：TTM）

トランスセオレティカル・モデル（transtheoretical model：TTM）は、ジェームズ・O・プロチャスカ（James O. Prochaska）らによって提唱された (a)変容ステージ（stages of change）、(b)変容プロセス（process of change）、(c)意思決定バランス（decisional balance）、(d)自己効力感（self-efficacy）の4概念から構成されるモデルで[15]、健康教育の研究および実践の両領域においてよく使用されている[16]。

トランスセオレティカル・モデルでは、人の行動が変わる過程には段階があることを提唱しており、対象者を各人の行動変容に対する準備性に基づいて5つのステージに分類している。これら5つのステージは変容ステージ（stages of change）とよばれており、行動変容に興味・関心がなく行動を変えるつもりのない「前熟考ステージ（precontemplation）」、行動変容の必要性は分かるがすぐに行動を変えるつもりのない「熟考ステージ（contemplation）」、行動変容を始めようとしている「準備ステージ（preparation）」、望ましい行動を開始して6か月以内の「実行ステージ（action）」、そして望ましい行動が6か月以上定着している「維持ステージ（maintenance）」がある（図2-1参照）。

トランスセオレティカル・モデルでは、それぞれの変容ステージごとに適した介入を行って、対象者がより上の変容ステージへと移行できるようステージ・アップを図り、最終的には望ましい行動の習慣化を導くことを目指している。トランスセオレティカル・モデルでは、変容

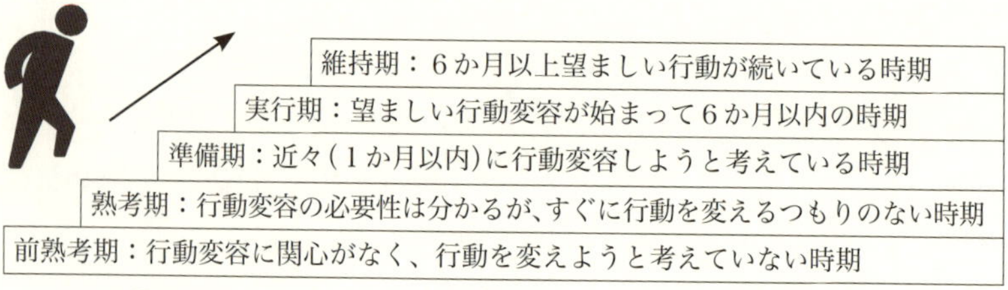

| 維持期：6か月以上望ましい行動が続いている時期 |
| 実行期：望ましい行動変容が始まって6か月以内の時期 |
| 準備期：近々（1か月以内）に行動変容しようと考えている時期 |
| 熟考期：行動変容の必要性は分かるが、すぐに行動を変えるつもりのない時期 |
| 前熟考期：行動変容に関心がなく、行動を変えようと考えていない時期 |

図2-1　トランスセオレティカル・モデルの変容ステージ

ステージごとに円滑に行動変容が促されるよう変容プロセス (process of change) が設定されている。変容プロセスとは、変容ステージ間の移行期に活用される認知的あるいは行動的方略で、行動変容に最も効果的なアプローチを指す。変容プロセスは、経験的プロセスとよばれる「意識の高揚 (consciousness raising)」、「ドラマティック・リリーフ (dramatic relief)」、「自己の再評価 (self-reevaluation)」、「環境の再評価 (environmental reevaluation)」、「社会的解放 (social liberation)」と、行動的プロセスとよばれる「反対条件づけ (counterconditioning)」、「援助関係 (helping relationships)」、「強化マネジメント (reinforcement management)」、「自己解放 (self-liberation)」、「刺激コントロール (stimulus control)」の計 10 のプロセスから構成されている。

第2節　行動科学に基づいて開発された食育プログラム

本章の研究においては、全てのライフステージにおいて重要な栄養源となる乳・乳製品に焦点を当てながら、行動科学のアプローチをとっているアメリカの食育プログラムの収集と分析を通して、それらの依って立つ理論と方法を見出すことを目的とした。

表2-1に示したように、アメリカの2つのプログラムについて検討し、それらの構成と内容の特徴を明らかにした。

1つめは、コロラド州立大学エクステンション部のジェニファー・アンダーソン (Anderson, Jennifer) によって開発された *La Cocina Saludable* (*The Healthy Kitchen*) である。1995 年に初版が出版されて以降、1998 年、2002 年、2006 年と改訂を重ねているが、本研究では 2006 年版を対象として取り上げた。

2つめは、TTM と HBM に依拠した、食品衛生上望ましい行動の獲得を目的とする食育プログラムである。*Now You're Cooking...Using a Food Thermometer!* (さあ、調理用温度計をつかって料理しよう) (以下 *NYCUFT* と略称) というもので、ワシントン州立大学の Virginia

Hillers 博士と、アイダホ大学の Sandra McCurdy 博士らの研究グループによって、2001 年から 2005 年まで、ほぼ 4 年間の歳月をかけて開発された。NYCUFT は、高校生向けの食品衛生教育用教材で、家庭科の授業において使用されることを目指していた。

表 2-1　行動科学に基づいたアメリカの食育プログラム

No.	プログラム名	開発機関
1	*La Cocina Saludable (The Healthy Kitchen)*：健康的な食生活	コロラド州立大学
2	*Now You're Cooking...Using a Food Thermometer!*：さあ、調理用温度計をつかって料理しよう	ワシントン州立大学 アイダホ大学

第 3 節　TTM に基づいた食育プログラム *La Cocina Saludable* (*The Healthy Kitchen*)

2.3.1　プログラム開発の目的と特徴

La Cocina Saludable (*The Healthy Kitchen*) は、健康的なライフスタイルへと至るように食・栄養関連の知識やスキルを習得させ、食関連行動の改善すなわち行動変容を図ることを目的として開発された。

このプログラムの特徴は、行動変容理論であるトランスセオレティカル・モデルに基づいてデザインされた食育プログラムであるということである。変容ステージおよび変容プロセスの概念が *La Cocina Saludable* の根幹を成していることは、後述する「abuela[17] 用授業のための手引書 (*Resource Guide*)」の記述からもうかがい知ることができる。

2.3.2　*La Cocina Saludable* における変容ステージおよび変容プロセス

「abuela 用授業のための手引書」に記載されている変容ステージおよび変容プロセスの概要を表 2-2 と表 2-3 に示す。

この手引書では、*La Cocina Saludable* がより良き方向へと効果的に食行動変容を促すことを目的としていること、そしてそのためにトラン

表2-2 「abuela用授業のための手引書」にみられる変容ステージの概要

前熟考ステージ (Precontemplation)	最初のステージであり、このステージに該当する者は行動に問題があってもそれを認識していない。自分の行動が最善の方法でないことやマイナス要素を含んでいることには気がついていない。自分の行動が招く結果の全体像が見えていなかったり、行動をより望ましい方向へと変容させるとどのようなことが起こるかについても把握してはいない。現時点で、行動変容する気はない。教育プログラムの目標は、前熟考ステージの者を次のステージ（熟考ステージ）へと移行させることであるが、それを達成させるためには次の3つの教育的要素が重要である。①現在とっている問題行動について意識させる；②なぜその行動が問題なのかに気づかせる；③問題行動をとり続けることとより良い方向へと行動を変容させることの両方の結果について知ってもらう。
熟考ステージ (Contemplation)	自分の行動に問題があることに気づいている者は熟考ステージとされる。このステージに該当する者は、その問題行動をいつかは（できれば6か月以内に）変えようと考えている。すぐには行動変容するために何かをするわけではないが、行動変容する方がいいことはよくわかっている。次のステージ（準備ステージ）に移行させるためには次の3つの教育的要素を実施することが必要である。①自分の問題行動について真剣に考えさせる；②本気で行動変容する気にさせる；③より良い方向に行動変容することのメリットについてデメリットよりも肯定的にとらえさせる。
準備ステージ (Preparation)	準備ステージは、より良い行動に向けて近々（できれば1か月以内に）行動を起こそうと考えている段階である。準備ステージの者には行動計画がある。教育プログラムの目標は、このステージの者が行動計画を立てたり行動を開始するよう促したりすることにより、彼らの手助けをすることである。プログラムでは、変容段階や態度変容、社会的支援について紹介をしたりする。行動を開始すれば、実行ステージとみなされる。
実行ステージ (Action)	実行ステージは、より望ましい行動へと変容するための一歩を踏み出した者が該当するステージである。時には後退することもあるが、ほとんどの場合、実行ステージの者は永続的な変容に向けて進んでおり、そのことは単なる気持ちの問題ではなく実際の行動として見ることができる。ここでの教育プログラムの目標は、以下の3つのことを介して次の維持ステージへと移行させることである。①行動変容において目に見える形で前進していることを自覚させる；②行動変容の評価を補助する；③それらの変容が着実なものとなるよう、あるいは良い行動が習慣化するよう促す。元の問題行動へと逆戻りするのを防ぐ。逆戻りを克服することも重要な歩みである。
維持ステージ (Maintenance)	維持ステージは、それまでの問題行動に代わり新たな望ましい行動をとるようになった者が該当するステージである。逆戻りを防ぐための何かをしなければならないこともあるが、常に何かをしなければならないということはない。新たな行動が身に付き、このステージの者は新たな行動の重要性を確信している。そして行動を続けることに専念する。誘惑に負けることはそれほどなく、新たな行動を維持することができるという自信は高い。

表2-3 「abuela 用授業のための手引書」にみる変容プロセスの概要

意識の高揚 (Consciousness raising)	意識の高揚とは、①問題行動の存在、②より良い方向へと行動変容する理由、③問題行動の原因、④問題行動がもたらす結果について関心を高めるための取り組みをいう。意識の高揚における方策としては、問題行動についてや、問題行動に気づく方法、その行動に問題がある理由、より良い行動によってもたらされることについて、情報提供を行うことなどがある。
ドラマティック・リリーフ (Dramatic relief)	ドラマティック・リリーフとは、問題行動やその行動に関連する何かについての強い感情を経験したり表現する場合、と定義される。新たな行動についてや新たな行動変容により派生する諸問題についても、感情を表現することがある。不安、後ろめたさ、共感、悲しみ、怒り、苦悩、フラストレーション、喜び、安らぎなどの感情が表現される。多くの場合、感情は、グループ間での話し合いや、同じ問題行動を抱える他者から話を聞くこと、話をすること、そのほか人の心を動かすような何かによって表現される。
環境の再評価 (Environmental reevaluation)	行動は、良かれ悪かれ環境に影響を及ぼす。環境の再評価では、行動変容した場合に効力の発揮される環境への影響だけでなく、自分たちの問題行動が身の回りの環境や自分たちにとって大切な人々にどのように影響するかについて目を向けるよう促す。
社会的解放 (Social liberation)	望ましい行動をずっと続けることができるような場所に実際に移動するために、異なるライフスタイルや社会環境を選択することが時として重要になる。これが社会的解放である。換言すれば、永続的に変容するために、期待されることや他の影響から解放されなければならないことがある。
自己の再評価 (Self-reevaluation)	個人独自のイメージは、問題行動を引き起こす要因となることもあればより良い行動変容を起こす要因となることもある。あるいは、個人のイメージをより良いものへと変えることにより、より良い変容が促される可能性がある。価値を明確にすることや前向きなロール・モデルを見ることは、ポジティブなセルフ・イメージを確立する一助となる。
刺激コントロール (Stimulus control)	環境や自身の行動に問題行動を引き起こすきっかけがあることがある。それらのきっかけを排除したり変えることにより、個人の行動変容が持続性のあるものとなる可能性がある。
援助関係 (Helping relationships)	人との関わりは、ある変容ステージから次のステージへとうまく移行する上で、極めて重要である。ディスカッションや有意義な経験により、他者との人間関係において、信頼したり、受け入れたり、気に掛けたり、支援したりするようになる。このような人との関わりを生み出したり見出したりする方策は、多くのステージにおいて行動変容を促すのに用いることができる。
反対条件づけ (Counterconditioning)	反対条件づけとは、問題行動をより良い行動に置き換えることを意味する専門用語である。永続的な行動変容に向けた動きは、望ましくない行動の全部または一部を望ましい行動に置き換えることにより促される。
強化マネジメント (Reinforcement management)	強化マネジメントとは、報酬を意味する専門用語である。報酬を与えることや望ましい行動変容へと移行することによる肯定的結果を与えることは、非常に効果的である。
自己解放 (Self-liberation)	誰しも選択をする。自己解放は、問題行動を改めるという選択であり約束である。自己解放には、変容することができるという信念も含まれる。

スセオレティカル・モデルを理論的基礎としていることが強調されている。また、学術的な行動変容理論の概念を一般市民である abuela でも理解できるように、具体的で丁寧な説明がなされている。

2.3.3　プログラムの対象者と実施方法

　saludable はスペイン語で「健康的な、健全な」という意味であり、cocina はスペイン語で「キッチン、料理、調理」という意味である。このプログラムの対象者は、就学前の子どもをもつ低所得の若いヒスパニックの母親であった。

　方法としては、まず、家庭や地域において尊敬される存在である abuela を教育し、彼女らをピア・エデュケータとして母親を教育する際に活用していた。

　ヘルス・プロモーションにおいてピア・エデュケータを活用することの有用性は種々の研究によって明らかにされている。ピア・エデュケータは、コミュニティの一員であるため、コミュニティのメンバーから信頼を得たり受け入れられやすい。また、自分たちのコミュニティにおける文化的文脈やコミュニティにとって何が有意義なのかを理解しており、ヘルス・プロモーションのメッセージを効果的に普及させる上で重要な役割を果たすことが知られている[18]。そのため、ヒスパニックを対象とした *La Cocina Saludable* の実施にあたり abuela はまさにピア・エデュケータとしてうってつけであり、食育メッセージを効果的に伝えることが期待されていたと考えられる。

2.3.4　プログラム開発の背景

　La Cocina Saludable 開発当時、ヒスパニックは 2010 年までにアメリカ国内で最大の少数民族になると予想されており、コロラド州には多くのヒスパニックの人々が住んでいた。

　2012 年 7 月 1 日時点で、アメリカにおけるヒスパニックの数は 5,300

万人に上り、国民の約17%を占める米国内最大の少数民族となっている。現在、ヒスパニックはコロラド州内でも最大の少数民族となっており、その数は100万人以上に上る。アメリカ国内でヒスパニックの住民数が100万人を超える州は、アリゾナ州、カリフォルニア州、コロラド州、フロリダ州、イリノイ州、ニュージャージー州、ニューヨーク州、テキサス州の8州だけであることからも、コロラド州はヒスパニックの人々が多く暮らす州であることがうかがえる。[19]

　ヒスパニックの人々は、貧困、学歴の低さ、英語能力の低さといった社会的問題、ビタミンA・ビタミンC・カルシウム・鉄分・タンパク質の摂取不足といった栄養面での問題、糖尿病・肥満・感染症・腸疾患になる率が高いという健康面での問題など多くの課題を抱えている。[20] そのため、増加する低所得のヒスパニックの人々に手を差し伸べるために、(a)食育に関係する各機関間の連携を強化すること、(b)プログラム参加者が栄養学的に適切な食生活や健康的なライフスタイルを送る上で役に立つ知識やスキルを習得すること、(c)プログラム参加者が栄養学的に適切な食生活や健康的なライフスタイルに寄与する行動を獲得することを主な目標として、*La Cocina Saludable* は開発された。

2.3.5　プログラムで使用されている教材

　La Cocina Saludable で用いられている教材は、abuela が授業をするための手引書、フリップ・チャート、マイ・ピラミッド (MyPyramid) を教えるための「*MyPyramid Wheel*」、計量カップ、スプーン、エプロン、バッグであった。図2-2はそのうちの手引書とバッグ・計量カップ等である。

2.3.6　abuela が授業で使用するための手引書

　abuela の授業のための手引書 (以下、手引書とする) は次の6つのユニットから構成されている。すなわち、「Make It Healthy (健康的になろう)」、「Make It Fun (楽しくしよう)」、「Make a Change (変えてみよ

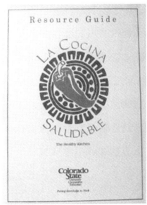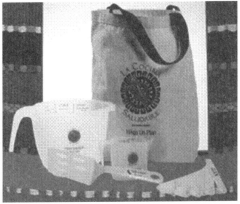

図2-2　abuela用の手引書（左）とバッグ・計量カップ等（右）

う）」、「Make It Safe（安全に）」、「Make a Plan（計画を立てよう）」、「Make a Great Start（さあ始めよう）」である。

　各ユニットには、「テーマについて説明する」、「グループ・ディスカッションをする」、「テーマに関連する事実について教える」、「フリップ・チャートを使用して学習内容をまとめる」、「学習の到達度を自己評価させる」といった学習活動が共通して組み込まれている。

（1）ユニット1：Make It Healthy（健康的になろう）［手引書 pp.1-102］

　Make It Healthyは2つのパートに分かれている。「Make It Healthyパート I」では、健康と病気の関係や食品群の栄養的特徴を詳細に学ばせる一方、別立てでマイ・ピラミッド（MyPyramid）について理解させるための教材「MyPyramid Wheel」の利用に特化した簡単な学習活動（learning activities）を提示している。「Make It Healthy パートII」では、マイ・ピラミッドの利用について学ばせた上で、理想的な朝食・昼食・夕食・間食についてディスカッションさせたり、教授する。また、フリップ・チャートを用いながら食事改善について考えさせるような構成となっている。

（2）ユニット2：Make It Fun（楽しくしよう）［手引書 pp.103-128］

　Make It Fun（楽しくしよう）は、就学前の子どもたちに健康に良い食べ物を摂ることを促すために、どのようにしたら子どもたちに楽しく

食べさせることができるかを学ばせる内容となっている。

（3）ユニット3：**Make a Change**（変えてみよう）［手引書 pp.129-164］

Make a Change（変えてみよう）は、食事に含まれる脂質・塩分・糖質を減らすことや、食物繊維を増やすことについて学ばせる内容になっている。

（4）ユニット4：**Make It Safe**（安全に）［手引書 pp.165-200］

Make It Safe（安全に）は、食品衛生の問題や食品の安全性を確保・保持することについて学ばせる内容となっており、清潔を保つことや、食品の安全な調理、適切な食品保存方法などに関する知識と技能について習得させることをねらっている。

（5）ユニット5：**Make a Plan**（計画を立てよう）［手引書 pp.201-226］

Make a Plan（計画を立てよう）では、食費や食品表示などについて学ばせながら、より質の良い食品を購入したり、1品でも多く食品を購入できるよう工夫することを習得させる内容となっている。

（6）ユニット6：**Make a Great Start**（さあ始めよう）［手引書 pp.227-264］

Make a Great Start（さあ始めよう）では、3食のうち特に朝食の重要性について説明しており、1から5までのユニットで学んだことを生かしながら、実際に朝食を作るように促している。

以上、トランスセオレティカル・モデルに基づいて開発された食育プログラムである *La Cocina Saludable* を取り上げて、その特徴や開発の目的、プログラムの対象者と実施方法、プログラム開発の背景、実際にプログラムで使用されている教材等についての概略を紹介した。次に、このプログラムにおける乳・乳製品の摂取に関してどのような学習内容や行動目標が企図されているのかについて述べる。

2.3.7 *La Cocina Saludable* のプログラム構成および学習活動

先述したように、コロラド州立大学が開発した食育プログラム *La Cocina Saludable* は、「Make It Healthy（健康的になろう）Ⅰ・Ⅱ」、「Make It Fun（楽しくしよう）」、「Make a Change（変えてみよう）」、

「Make It Safe（安全に）」、「Make a Plan（計画を立てよう）」、「Make a Great Start（さあ始めよう）」の6つのユニットから構成されている。これらには、トランスセオレティカル・モデルに基づいて個人の食行動が変容（ステップ・アップ）するよう、食事、食品、健康、栄養、人体、運動、調理などについての幅広い知識が盛り込まれている。それらを個別あるいは有機的に理解させることに加えて、「テーマについて説明する」、「グループ・ディスカッションをする」、「テーマに関連する事実について教える」、「フリップ・チャートを使用して学習内容をまとめる」、「学習の到達度を自己評価する」という定型の学習方法が示されている。これらの学習方法は、変容プロセスともとらえることができる。

　このように La Cocina Saludable では、行動変容理論に基づきながら詳細で多様な学習方法が提案されており、理論と実践を往還する食育という観点からわが国の食育のあり方を考える上で、参考になる。

2.3.8　ユニット「Make It Healthy」の構成と「乳・カルシウムに富む食品群（Milk and Calcium-rich Foods Group）」に関する学習内容

　La Cocina Saludable の幅広い学習内容のうち、乳・乳製品に関連する内容が盛り込まれているのが、ユニット「Make It Healthy」である。

　Make It Healthy は、ⅠとⅡの2つのパートに分かれている。パートⅠでは、健康と病気の関係や食品群の栄養的特徴を詳細に学ばせる一方、別立てでマイ・ピラミッド（MyPyramid）を理解させるための教材「My Pyramid Wheel」の利用に特化した簡単な学習活動（learning activities）を提示している。パートⅡでは、マイ・ピラミッドの利用について学ばせた上で、理想的な朝食・昼食・夕食・間食についてディスカッションさせたり教授する。また、フリップ・チャートを用いながら食事改善について考えさせるような構成となっている。

　以下では、パートごとに、特に「乳・カルシウムに富む食品群」（Milk and Calcium-rich Foods Group）の学習内容に焦点を当てながら紹介する。

2.3.9 「Make It Healthy パートⅠ」の学習内容

「Make It Healthy パートⅠ」の学習内容の概要は次の通りであった。すなわち、初めに、健康とは何か、なぜ健康が重要なのか、貧困による空腹、肥満、心臓病、がん等、健康と病気の関係について取り上げて、ディスカッションをさせたり知識教授を行うことにより内容を理解させるように構成されていた。次に、アメリカ農務省推奨のマイ・ピラミッドが健康増進の第一段階になることを学習させ、栄養に富んだ食品を選択すること、十分な運動が重要であることを理解させる仕組みとなっていた。その後、「穀類 (Grains)」、「野菜類 (The Vegetable Group)」、「果物類 (The Fruit Group)」、「油脂類 (Oils Group)」、「乳・カルシウムに富む食品群 (Milk and Calcium-rich Foods Group)」、「肉・豆類 (The Meat and Beans Group)」、「カロリー摂取群 (Discretionary Calories)」の7つの食品グループ別に、関連の知識の提示と学習活動の例示を行っている。

「乳・カルシウムに富む食品群」では、カルシウム摂取に焦点を当てて、①どのような食品にカルシウムが含まれているか、②カルシウムの栄養素としての働き、③カルシウム摂取不足に起因する病気、④牛乳の摂取上の問題、という4つの知識内容が設定されている。その内容について、プログラムから引用 (pp.40-47) して紹介する。

（1）どのような食品にカルシウムが含まれているか —— 乳・カルシウムに富む食品群

乳・カルシウムに富む食品群は、カルシウムやタンパク質のほか、ビタミンD、ビタミンA、リボフラビンといった重要なビタミンを身体に供給する。この食品群には、牛乳やチーズが含まれている。そのほか、干し豆、ブロッコリー、イワシ、カルシウム強化豆乳といった食品も、身体のカルシウム供給源となる。

（2）カルシウムの栄養素としての働き

　上述の食品群は身体のカルシウム源として重要である。カルシウムは身体にとって必須ミネラルである。カルシウムは心臓、筋肉、神経が適切に機能したり、血液が凝固するために必要である。またカルシウムは骨を形成したり、骨をより強固にしたりするために利用される。子どもの成長において、このプロセスは重要である。子どものカルシウム摂取が不足すると、骨に様々な影響が現れる。カルシウム摂取不足の子どもの骨は、通常よりも小さく、短く、細くなる可能性がある。また、相応する年齢での背丈よりも低いかもしれない。骨は弱く、容易に折れるかもしれない。強い骨を作ることは骨粗鬆症を防ぐために重要である。

（3）カルシウム摂取不足に起因する病気——骨粗鬆症

　骨粗鬆症は、骨がもろくなり折れやすくなる病気である。カルシウムやビタミンＤが不足すると骨粗鬆症を引き起こすと考えられている。20歳代半ばまでに、平均的な女性の骨はほぼ完成する。そこで早い時期に十分なカルシウムを摂取することは、健康的な骨を形成する上で重要である。乳・カルシウムに富む食品群から、1日に3カップ分を摂取するとよい。

（4）牛乳を摂取する際の問題——乳糖不耐症

　牛乳を飲んだり、牛乳を用いた食物を摂取すると、体調不良になる人が存在する。この異常は乳糖不耐症とよばれており、乳糖分解酵素が少ない人に起こる。乳糖分解酵素は、牛乳や乳製品に含まれる糖である乳糖（ラクトース）を分解する。乳糖不耐症はヒスパニックの間ではよく起こる。乳糖不耐症の症状は乳糖を含む食物を摂取したり飲んだりした後、約20分から2時間の間に始まり、おなかのゴロゴロ、むかつき、下痢、腹痛、吐き気などの症状を伴う。カルシウムは重要であるので、乳糖不耐症の人は食事で十分にカルシウムを摂るべきである。乳製品以外のカルシウムに富む食物の利用もよいことである。

　Bailey らは、乳製品がアメリカ人に不足しがちなカルシウムやカ

リウム、ビタミン D などの必須栄養素を含む食品であることから、乳製品を摂取することの重要性について述べた上で、乳糖不耐症が乳製品の消費を制限・敬遠する一番の理由であるとしている。乳糖不耐症であること、あるいは自分は乳糖不耐症であると思い込んでいることによって、乳製品由来の栄養素の摂取が不足し健康に悪影響が及ぶ可能性がある。1日あたり3サービングの乳製品摂取が推奨されている中、ヒスパニックは平均1.5サービングしか摂取しておらず、他人種・民族集団よりも骨粗鬆症になるリスクが高い。[21] また、ヒスパニックの約50%が乳糖不耐症といわれていることを鑑みると、上記の「乳・カルシウムに富む食品群」の知識内容については、ヒスパニックの実情を正確にとらえた上で必要な知識が的確に選定・提示されていると考えられる。

2.3.10 「Make It Healthy パート I」の「乳・カルシウムに富む食品群」に関する学習活動

プログラムに示された「Make It Healthy パート I」における学習活動の枠組みについて説明する。活動の枠組みには定型のパターンがあり、①「テーマについて話し合う」→②「事実に基づいた知識を教える」→③「フリップ・チャートを使いながら知識を確認する」という活動を通して行動変容を促すことを意図している。

（1）テーマについて話し合う

この活動は、参加者の話し合いからスタートする。テーマは、①「牛乳やカルシウムに富む食品群に該当する食品をできるだけ多くリストアップしなさい」と、②「この食品群の食物をなぜ摂取する必要があるのか」という2つである。

（2）事実に基づいた知識を教える

話し合いの中から出された内容をまとめて、事実を明確に教える。その具体的な内容を以下に紹介する。

（ⅰ）この食品群の食品は、身体にカルシウム、タンパク質、数種類のビタミンを供給する。

（ⅱ）特に、カルシウムとタンパク質は、子どもにとって、骨、歯、筋肉の適切な発育、発達、維持にとって重要である。

（ⅲ）カルシウムが不足すると、人は骨粗鬆症を引き起こす。

- 骨粗鬆症になると、骨はもろく、弱く、折れやすくなる。
- 骨粗鬆症は年齢に応じて深刻になり、特に更年期の女性に影響を及ぼす。
- これらの食品群の摂取に加えて、適度の運動により、骨粗鬆症となるリスクを回避したり、症状の悪化を緩和することができる。
- 子どもが健康で強い骨を確実に形成するためには、食事から十分にカルシウムを摂取することが重要である。これは骨粗鬆症における最善の予防法である。

（ⅳ）乳糖不耐症とよばれる異常を持つ人が存在する。

- 牛乳を飲んだり、牛乳で作られた食物を摂取すると、体調不良を起こすのが乳糖不耐症である。これはヒスパニックの人々にはよく起こる。
- 症状は次の通りである：おなかのゴロゴロ、むかつき、下痢、腹痛、吐き気。
- 乳糖不耐症の人は、豆、イワシ、ブロッコリー、カルシウム強化食品（豆乳やオレンジジュース）、トルティーヤのようなカルシウムに富む食物を摂取することによって、必要なカルシウムを摂取することができる。

　以上について学習したのち、1日におけるカルシウム摂取目標を各人に設定させる。その際に提示される情報を以下にまとめた。

　①カルシウムの働き

　カルシウムは身体の中で多くの重要な機能を果たしている。カルシウムは強くて健康な骨にとって不可欠である。また、神経系の働きや

筋肉の健康を保つためにも必要である。カルシウムは骨に蓄えられる。カルシウムを十分に摂取しないと、身体は骨からカルシウムを放出し、神経系や筋肉など、他の身体の部分で消費してしまう。

②摂取量の目安

大人は毎日、牛乳、ヨーグルト、チーズ、その他カルシウムに富む食品を3カップ摂取すべきである。2歳から8歳までの子どもは毎日、2カップ分必要である。代替食品を考えると、牛乳1カップとほぼ同じ分量に相当するのは、ヨーグルト1カップ、固形チーズ45グラム、カッテージチーズやプロセスチーズでは約60グラムである。非乳製品で牛乳1カップに含まれるカルシウムと等量を摂取しようとすると、茹でたホウレン草や緑の葉っぱ物1カップ、カルシウム強化されたオレンジジュースや豆乳1カップ、イワシ85グラムである。

③乳糖不耐症の場合

乳糖不耐症の人であっても、カルシウムに富む食品が必要である。乳糖不耐症の人は、牛乳はだめでもヨーグルト、カッテージチーズ、バターミルク、チーズを摂取することはできる。加えて、カルシウムに富むその他の食品が存在する。干した豆、インゲンマメ、骨ごと食べられる小イワシのような小魚、カルシウム強化された豆乳、ブロッコリー、緑色の葉、茹でたホウレン草のような野菜、カルシウム塩を用いるという伝統的な方法で作られるため大量にカルシウムを含んでいるトルティーヤなどがそうである。また、スープの材料であるニワトリや七面鳥の骨にはカルシウムが多く、その煮出し汁には良質のカルシウムがしみ出している。

伝統的なトルティーヤはトウモロコシから作られるが、単にトウモロコシをそのまま挽いただけでは生地に粘り気がでないため、カルシウムを含む消石灰などが添加される。「人間は何を食べてきたか 第3集 トウモロコシ インディオの大いなる遺産」[22]では、トルティーヤを作る際、トウモロコ

シを石灰水で煮て一晩置く様子が紹介されている。*La Cocina Saludable* では、カルシウム摂取を促す際、文化的になじみのあるトルティーヤからもカルシウムを摂取することができることを紹介している。このプログラムが、ヒスパニックの人々の文化的背景を考慮していることがうかがわれる。

(3) フリップ・チャートを使いながら知識を確認する

La Cocina Saludable の開発に当たって、教材として周到に準備されたのが「フリップ・チャート」である。これは、プログラムの6つのユニット（「Make It Healthy」から「Make a Great Start」まで）における学習の際に利用できるよう、A3サイズの厚紙の両面に関連の内容を写真にして教材化したものである。

ユニット1の「Make It Healthy」における乳・乳製品摂取の学習に関連するフリップ・チャートを図2-3に示す。

これらのチャートに乳・乳製品に関する確かな知識を織り込みながら、エデュケータは対象者にメッセージを送る。それらの骨子は以下の通りである。

① 成人は1日あたりカップ3杯分の牛乳、ヨーグルト、チーズもしくはカルシウムに富む食品を摂取すべきである。
② 牛乳やカルシウムに富んだ食品は身体にカルシウムを供給する。このような食品には、タンパク質、ビタミンA、リボフラビン、ビタ

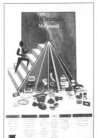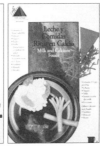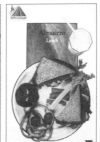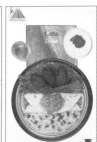

図2-3　Make It Healthy における乳・乳製品摂取の学習に関連する
　　　　フリップ・チャート

ミンDも多く含まれているが、脂肪も多いので低脂肪のものを選ぶことが必要である。

③牛乳やカルシウムに富んだ食品はタンパク質の供給源となる。タンパク質は筋肉やその他の身体のシステムの発育・維持のために重要である。

④牛乳やカルシウムに富んだ食品は、ビタミン類のよい供給源である。

⑤このグループの食品には脂肪が多く含まれる。

最後に、学習した事項をチェックし、重要なメッセージについては再度、振り返りを行う。

以上が、ユニット1の「Make It Healthy パートI」の概要である。総括すると、牛乳・カルシウムに富む食品に関しては、まずは明確な栄養的知識を与えようとしている。また、*La Cocina Saludable* のセット教材であるフリップ・チャートや MyPyramid Wheel を使用させることにより、学習活動を促そうとしている。これに加えて、穀類や乾燥レーズンなどの食材を計量カップで計測させるといった実践的内容や、手洗いなどの衛生指導を行うことなどが盛り込まれている。

2.3.11 「Make It Healthy パートII」のプログラム構成と
「乳・カルシウムに富む食品群」に関する学習活動

ユニット1の「Make It Healthy パートII」では、本プログラムが開発された2006年当時、アメリカ農務省が推奨していたマイ・ピラミッド（MyPyramid）についての学習が中心となっている。マイ・ピラミッドの利用によって良き食生活が実現できることを、話し合いやフリップ・チャートによる知識確認を通して対象者に理解させる。また、実際にサラダを作るという活動を実施するように計画されている。

パートIIではマイ・ピラミッドを使用しながら、ステップ1からステップ7までの簡単な活動を行うことによって、朝食・昼食・夕食・間食の

質が向上することを理解させ、実践しようとする意欲を導き出そうとしている。7つの学習活動を通して、何を・どれだけ・どのように食べたらよいかということを、実践的に学べるようになっている。それらの概要は、以下の通りである。

マイ・ピラミッド利用と7つのステップによる朝食についての学習活動

ステップ1：朝食中の穀類に属するいろいろな食品の重さを計量する。

ステップ2：野菜類に属するいろいろな食品の1サービングの量をカップで計る。

ステップ3：果物類に属するいろいろな食品の1サービングの量をカップで計る。

ステップ4：油脂類に属する食品の1サービングの量をティースプーンで計る。

ステップ5：乳・カルシウムに富む食品群に属する食品の1サービングの量をカップで計る。

ステップ6：肉・豆類に属するいろいろな食品の重さを計量する。

ステップ7：朝食の中の油脂と砂糖を減らす方法を考える。脂肪と砂糖の摂取は控えめにする。

マイ・ピラミッド利用と7つのステップによる昼食についての学習活動

ステップ1：昼食中の穀類に属する食品の重さを計量する。

ステップ2：野菜類に属するいろいろな食品の1サービングの量をカップで計る。

ステップ3：果物類に属するいろいろな食品の1サービングの量をカップで計る。

ステップ4：油脂類に属する食品の1サービングの量をティースプーンで計る。

ステップ5：乳・カルシウムに富む食品群に属する食品の1サービングの量をカップで計る。

ステップ6：肉・豆類に属するいろいろな食品の重さを計量する。

ステップ7：昼食の中の油脂と砂糖を減らす方法について考える。これらは控えめにすべきである。

マイ・ピラミッド利用と7つのステップによる夕食についての学習活動

ステップ1：夕食中の穀類に属する食品の重さを計量する。

ステップ2：野菜類に属するいろいろな食品の1サービングの量をカップで計る。

ステップ3：果物類に属するいろいろな食品の1サービングの量をカップで計る。

ステップ4：油脂類に属する食品の1サービングの量をティースプーンで計る。

ステップ5：乳・カルシウムに富む食品群に属する食品の1サービングの量をカップで計る。

ステップ6：肉・豆類に属するいろいろな食品の重さを計量する。

ステップ7：夕食の中の油脂と砂糖を減らす方法について考える。これらは控えめにすべきである。

マイ・ピラミッド利用と7つのステップによる間食についての学習活動

ステップ1：間食中の穀類に属するいろいろな食品の重さを計量する。

ステップ2：野菜類に属するいろいろな食品の1サービングの量をカップで計る。

ステップ3：果物類に属するいろいろな食品の1サービングの量をカップで計る。

ステップ4：油脂類に属する食品の1サービングの量をティースプーンで計る。

ステップ5：乳・カルシウムに富む食品群に属する食品の1サービングの量をカップで計る。

ステップ6：肉・豆類に属するいろいろな食品の重さを計量する。

ステップ7：間食の中の油脂と砂糖を減らす方法について考える。こ
　　　　　れらは控えめにすべきである。

　以上のように「Make It Healthy パートⅡ」では、マイ・ピラミッド
の利用と実際の食生活への適用に力点が置かれている。また、食品群ご
とに、どのような食品がカテゴライズされるかや、食品の1サービング
の量を実際に計量することにより、何を・どれだけ食べたらよいかにつ
いて理解をさせて、食行動変容を促そうとしている。
　具体的に、牛乳・カルシウムに富む食品群を例にとると、マイ・ピラ
ミッドのどこに位置づいているのか、この群にはどのような食品がカテ
ゴライズされるのか、それらの1サービングは何カップ分であるか等につ
いて、実際の食生活改善に結びつくよう実践的に学ばせようとしている。
　学習活動を促す教材として、*La Cocina Saludable* にセットされてい
るフリップ・チャート、「MyPyramid Wheel」を活用している。また、
学習の後半部分では、果物やヨーグルトをカップで量って簡単なサラダ
（フルーツサラダ、ツナサラダなど）を作らせる活動が組み込まれている。
一連の学習活動においては、正確な知識を得て、学んだことを実際の食
生活に活かせるように工夫がなされている。

2.3.12　「Make It Fun」のプログラム構成と「乳・カルシウムに
　　　　　　富む食品群」に関する学習活動

　La Cocina Saludable のユニット2「Make It Fun（楽しくしよう）」
では、子どもの食習慣や運動について、母親が知るべき知識を明確にし、
子どもにはどのような食物を与えればよいのかを理解するように学習内
容が組み立てられている。
　学習のスタートとなる「話し合い」では、①「あなたの子どもの食習
慣は良いだろうか」、②「どのようにしたらあなたの子どもがもっと運
動をするようになるだろうか」、③「何かあなたの子どもによい影響を

与えるようなものがあるか」ということをテーマとしている。話し合い
を通して、子どもの食習慣が、偏食、食欲、興味、分量に影響されるこ
とが明確になる。そこで、マイ・ピラミッドやフリップ・チャートを使
用して、子どもに様々な食品を食べさせることの必要性を母親に理解さ
せるとともに、食物の色や噛みごたえにも留意すべきであることを教授
するという構成である。

　子どもの食事については、「色、噛みごたえ、バリエーションについ
て考えること」、「大きさと形について考えること」、「間食は子どもにとっ
て大切であるので、適切な間食を作ること」というメッセージが発せら
れており、アニマル・サンドイッチのような見た目に楽しく簡単な調理
が推奨されている。

　「乳・カルシウムに富む食品群」については、間食を作る際、チーズ、
牛乳、カルシウムに富む食品を用いて、オリジナリティのある料理を考
えさせることが学習内容に含まれている程度にとどまっていた。

2.3.13 「Make It Healthy」および「Make It Fun」にみる「乳・カルシウムに富む食品群」に関する学習

La Cocina Saludable のユニット1「Make It Healthy」およびユニッ
ト2「Make It Fun」について、牛乳・カルシウムに富む食品群の取り
扱われ方に力点を置きつつ、それらの概要をみてきた。6つあるユニッ
トのうち、プログラムの前半に位置するユニット1および2を取り上げ
たのは、これらの箇所において、特に牛乳・乳製品やカルシウムに富む
食品群に関連した内容が多く含まれていたためであった。

　「Make It Healthy」や「Make It Fun」では、健康と牛乳・カルシウ
ムに富む食品群との関係、すなわち健康と食に関する確かな知識を習得
させることがきわめて重視されていた。そして、健康を維持するために
は「何を・どれだけ・どのように食べればよいのか」ということについ
て、活動を通して体得させるような学習が組み込まれていた。具体的に

は、朝食、昼食、夕食、間食を取り上げて、食品群別に主要食品を計量
カップで計量するという活動を通して、望ましい食品摂取量を理解させ
るように構成されていることが明らかになった。加えて、学習において
は、アメリカ農務省推奨のマイ・ピラミッドと視覚教材であるフリップ・
チャートが繰り返し登場し活用されるようになっていた。多彩な教材を
用いるというより、よく考えて製作された少数の教材を丁寧に使用する
ように計画されていた。

第4節　TTM と HBM に基づいた食品衛生教育プログラム *Now You're Cooking...Using a Food Thermometer!*

2.4.1　食品衛生教育プログラム *NYCUFT* 開発の背景

　食品衛生教育プログラム *Now You're Cooking...Using a Food Thermometer!* (さあ、調理用温度計をつかって料理しよう) (以下、*NYCUFT* と略する) は、ワシントン州立大学の Virginia Hillers 博士と、アイダホ大学の Sandra McCurdy 博士らの研究グループによって、2001 年 9 月 15 日から 2005 年 9 月 30 日まで、ほぼ 4 年間の歳月をかけて開発された。

　NYCUFT は、高校生向けの食品衛生教育プログラムで、家庭科の授業において使用されることを目指していた。このプログラムの目的は、肉類の不十分な加熱が原因の食中毒を予防するために、ハンバーガーのパテやポークチョップ、鶏の胸肉、ソーセージのパテなどを調理する際、調理用温度計を用いて肉類の内部温度が十分に上がっているかどうかを確認しながら調理を行うという行動を習得させることであった。

　米国において、調理用温度計を使用するという行動の習得を目指して教材が開発された背景として、次の諸点が挙げられる。

　第 1 に、*NYCUFT* においては、牛肉、豚肉、鶏肉といった肉類を調理する際に調理用温度計を使用するという行動の習得に主眼が置かれているが、そこにはアメリカにおける食中毒の発生状況が深く関係してい

る。米国疾病予防管理センターによると、アメリカでは、毎年、大勢の人が食中毒を発症しており、その数は 7,600 万人にも上っている[23]。これはアメリカ国民の約 4 人に 1 人が食中毒の危険にさらされている計算になる。不適切な調理が原因の食中毒も多発しており、国民の多くは適切な食品衛生に関するスキルを習得していないことが指摘されている[24]。

　第 2 に、肉類由来の食中毒原因菌としては、カンピロバクターやサルモネラ菌、腸管出血性大腸菌 O157 などが挙げられるが、これらの菌は適切な温度で加熱することにより死滅する。そのため、調理用温度計を用いて、内部温度が十分に上がっているかどうかを確認しながら肉類を調理することにより予防が可能となるのである。米国農務省は肉類を調理する際、調理用温度計を使用することを推奨しているが、消費者には調理用温度計の使用があまり浸透していないというのが現状である。また、若者の食の安全性に対する教育が不十分であることや、高校生において食中毒に関する知識が欠如していることなどが報告されている。若者は食事の準備（食事作り）や買い物に関わっているがその多くが食品[25) 26)]の安全についての十分な教育を受けてきていない[27]。Endres らは、高校生が食中毒の原因や食べ残しの冷蔵時間、冷蔵庫の温度設定などに関する知識を欠いていることを報告している[28]。食中毒の主な原因が家庭内にあるということを正確に認識している高校生は、たった 3 分の 1 であったと指摘されている。

　以上の点を背景として、家庭科において食中毒予防行動の一つである、「調理用温度計の使用」を実践・習慣化させることが重要と考えられ、食品衛生教育プログラム NYCUFT が開発されたのである。

2.4.2　NYCUFT において用いられている行動変容理論

　NYCUFT では、若い世代に食品衛生教育を行い正しい知識を習得させるだけでなく、食中毒予防行動を実践し習慣化できるように促す手立ての必要性が主張されている。その際に、行動変容理論に基づいた教授

方略の導入が重要と考えられている。行動変容理論とは、健康を保持・増進する行動に影響する変数やそうした変数間の関係について明らかにした理論の総称である。この理論に依拠することにより、介入のターゲットを明確に特定することが可能となり、効果的に行動変容を促すことができるようになるといわれている。

NYCUFT においては、TTM と HBM という 2 つの行動変容理論がプログラムの構成概念として組み込まれている。TTM については、2.1.3「食育に適用されうる行動変容理論」で詳述したとおりである。ここで、HBM についてもう一度説明すると、HBM は、本人が病気をどのように感じているかという信念が行動には必須であり、疾病にかかる可能性や疾病の重大さなどに対してどのように感じているかを知り、信念が変わるように働きかけることで行動が変わるというモデルである。HBM によると、人は自分が病気の影響を受けやすいことを自覚したり、その病気が深刻であることを認識したりすると、健康行動をとる傾向があるという。

2.4.3 NYCUFT における教材と授業構成の概要

NYCUFT においては、HBM の概念である「疾病に罹る可能性の自覚」や「疾病の重大さの自覚」を促したり、TTM において行動変容するのに必要とされている動機づけをしたり、自己効力感を高めるように、「レッスン (lesson)」の概要をまとめた小冊子（パンフレット）やビデオ、レシピカード、パワーポイントを用いたスライド、教師用資料などが開発されている。

レッスンは、次の 4 つのパートから成り、50 分の授業を想定した内容構成となっている。

1. NYCUFT プログラムのレッスン 1

レッスン 1 では、いつ、どうして調理用温度計を使って肉類を調理する必要があるのかなどについて、パワーポイントのスライドやビデオ、穴埋め式ノートなどを用いて学習する。

2. *NYCUFT* プログラムのレッスン2

　レッスン2では、肉類の中に潜む病原菌の説明や、肉の色が加熱すると赤色から茶色になる理由の説明、肉の色が茶色に変化しても火が十分に通っていないことがあることの説明がなされる。このような科学的視点を取り入れた学習を通して、加熱不十分な肉類による食中毒の重大さの自覚や、食中毒への易感染性に関する自覚、食中毒の恐ろしさに対する自覚が促されるよう工夫されている。ここに、HBMの概念が盛り込まれている。

3. *NYCUFT* プログラムのレッスン3

　レッスン3では、実際に調理用温度計を用いて、その使い方が実演され、生徒は調理用温度計の使用方法について実践的に学ぶ。

4. *NYCUFT* プログラムのレッスン4

　レッスン4では、調理用温度計とレシピカードを用いた調理実習が行われる。調理実習においては、火を通し過ぎた肉の質（味、ジューシーさ、固さ）と適切な温度で調理された肉の質とを比較させ、適温で調理すれば、美味しくかつ安全に肉を食べることが可能であることを生徒に体験させる。このような体験を通して、生徒は調理用温度計を使うことに対する自己効力感を高め、温度計を使うよう動機づけられる。自己効力感と動機づけは、TTMにおいて、行動変容を促すのに重要な要素である。

2．4．4　*NYCUFT* プログラムの特質

　行動変容理論であるTTMおよびHBMの概念を適用した *NYCUFT* プログラムは、次のような特質をもっている。

　第1に、*NYCUFT* プログラムでは、肉類による食中毒の予防という観点から、ハンバーガーのパテ等のように、「細かくカットした肉（small cuts of meat）を調理する際には、調理用温度計を使用すること」という明確な行動目標が定められている。また、行動変容理論の概念を援用して、

目標行動への変容を促すためのさまざまな工夫がなされている。

　第2に、*NYCUFT* プログラムの教材を用いて学習することによって、生徒は食中毒や調理用温度計の使用理由に関する知識を獲得したり、調理用温度計を使うことに対する自信を深めたりしたことが報告されている。また授業後には、肉類を調理する際に調理用温度計を使用するという行動変容に対する準備性が高まったことも報告されている。[29]

　第3に、食物は栄養学的に優れたものであると同時に、衛生的に安全でなければならない。学校教育、とりわけ家庭科という教科において、安全な食の確保という観点から、食中毒の予防行動への関心を高め、適切な調理操作の実践・定着を通して食中毒予防行動の定着を図ることは、きわめて重要である。行動変容理論を授業実践へ組み込むことに成功した *NYCUFT* 教育プログラムは、日本においても、家庭科教師をはじめ、食品衛生教育に携わる者にとって大いに示唆に富むものであると考えられる。

註および引用・参考文献

1 ）内閣府『平成 18 年度版 食育白書』，時事画報社，2006 年，pp.2-18.

2 ）Smolin, L. A. & Grosvenor, M. B., *Nutrition: science and applications, third edition*, Wiley, 2014, p.34.

3 ）*Ibid.,* p.35.

4 ）U.S. Department of Health and Human Services. *Healthy People 2000: Final Review.* Maryland: DHHS Publication, 2001, p.1.
[http://www.cdc.gov/nchs/data/hp2000/hp 2 k01.pdf]

5 ）Healthy People 2020 - Improving the Health of Americans ホームページ [http://www.healthypeople.gov/2020/about/default.aspx]

6 ）Smolin, L. A. & Grosvenor, M. B., *op. cit.,* 2014, p.36.

7 ）*Ibid.,* p.39.

8 ）農林環境課・文教科学技術課・社会労働課「欧米の食育事情」，『調査と情報』，第 450 号，2004，pp.1-20.

9) WIP ジャパン『諸外国における食育推進政策に関する調査報告書』、2007, p.3. [http://www8.cao.go.jp/syokuiku/more/research/foreign/h19-1/pdf/s2-1.pdf].

10) Smolin, L. A. & Grosvenor, M. B., *op. cit.,* 2014, pp.39-40.

11) U.S. Department of Health and Human Services., *op. cit.,* 2001, p.76.

12) Sizer, F. S., & Whitney, E. N., *Nutrition: concepts & controversies, thirteenth edition*, Cengage Learning, 2013, p.336.

13) 家田重晴・畑栄一・高橋浩之「保健行動モデルの検討 ―― 米国における研究を中心として ――」,『東京大学教育学部紀要』, 第21巻, 1981, pp.267-280.

14) 森谷絜「健康のための行動変容における『健康行動理論』の有用性の検討(総説)」,『天使大学紀要』, 第7巻, 2007, pp.1-14.

15) Prochaska, J. O., DiClemente, C. C., & Norcross, J. C., In search of how people change: applications to addictive behavior. *American Psychologist*, Vol.47, 1992, pp.1102-1114.

16) 笠原賀子編『栄養教諭のための学校栄養教育論』, 医歯薬出版, 2006, p.22.

17) スペイン語で祖母を意味し、家庭や地域で尊敬されている円熟した女性をさす。*La Cocina Saludable* においては、この「abuela」が指導者となって、ヒスパニックの若い母親の食事指導をする。

18) Alberta Health Services. The peer educator model for health promotion: Literature review. [http://www.calgaryhealthregion.ca/programs/diversity/diversity_resources/research_publications/Peer%20Educator%20Lit%20Review%202009.pdf]

19) アメリカ国政調査局 (U.S. Census Bureau) ホームページ：Facts for Features: Hispanic Heritage Month 2013: Sept.15 - Oct.15 - Facts for Features & Special Editions - Newsroom.
[http://www.census.gov/newsroom/releases/archives/facts_for_features_special_editions/cb13-ff19.html]

20) Taylor, T. et al., Knowledge, skills, and behavior improvements on peer educators and low-income Hispanic participants after a stage of change-based bilingual nutrition education program, *Journal of Community Health*, Vol. 25, No.3, 2000, pp.241-262.

21) Bailey, R. K. et al., Lactose intolerance and health disparities among African Americans and Hispanic Americans: an updated consensus statement, *Journal of the National Medical Association,* Vol.105,

No.2, 2013, pp.112-127.

22) NHK 編集・スタジオジブリ企画制作「DVD 人間は何を食べてきたか（第8巻）」，ブエナ・ビスタ・ホーム・エンターテイメント，2003.

23) Mead, P. S., Slutsker, L., Dietz V., McCaig, L. F., Bresee, J. S., Shapiro, C., Griffin, P. M., and Tauxe, R. V., Food-related illness and death in the United States, *Emerging Infectious Diseases*, 5 (5), 1999, pp.607-62.

24) Medeiros, L. C., Hillers, V. N., Kendall, P. A., and Mason, A., Food safety education: what should we be teaching to consumers?, *Journal of Nutrition Education*, 33(2), 2001, pp.108-113.

25) Neumark-Sztainer, D., Story, M., Ackard, D., Moe, J., and Perry, C., Family meals among adolescents: finding from a pilot study, *Journal of Nutrition Education*, 32(6), 2000, pp.335-340.

26) Neumark-Sztainer, D., Story, M., Ackard, D., Moe, J., and Perry, C., The "family meal": views of adolescents, *Journal of Nutrition Education*, 32(6), 2000, pp.329-334.

27) Boutelle, K. N., Lytle, L. A., Murray, D. M., Birnbaum, A. S., and Story, M., Perceptions of the family mealtime environment and adolescent mealtime behavior: do adults and adolescents agree?, *Journal of Nutrition Education*, 33(3), 2001, pp.128-133.

28) Endres, J., Welch, T., and Perseli, T., Use of a computerized kiosk in an assessment of food safety knowledge of high school students and science teachers, *Journal of Nutrition Education*, 33(1), 2001, pp.37-42.

29) Edwards, Z., Edlefsen, M., Hillers, V., and McCurdy, S. M., Evaluation of a teaching kit for Family and Consumer Sciences classrooms: motivating students to use a food thermometer with small cuts of meat, *Journal of Food Science Education*, 1, 2005, pp.47-52.

第3章　牛乳・乳製品の摂取と健康との関連性
――実態調査と介入研究――

第1節　牛乳・乳製品の摂取状況と不定愁訴、幸福度、
ストレスとの関連についての実態調査【研究1】

3.1.1　研究の構成

　第2章で取り上げた行動科学に基づく食育プログラムのうち、とりわけ *La Cocina Saludable*（*The Healthy Kitchen*）には、牛乳・乳製品の摂取が健康的な生活に必要不可欠であるという栄養学上のエビデンスを基盤として、前熟考ステージから維持ステージに至るまで、行動変容の5段階をステップ・アップさせる手立てが示されていた。このプログラムの対象はアメリカに住むヒスパニック系の若い母親であるが、牛乳・乳製品の摂取状況が問題とされている日本の大学生にとっても示唆深い内容である。

　本章の研究では、前章での成果を踏まえつつ、現代日本の食と健康の向上に資する効果的な食育プログラムの構築を視野に入れて、まずは大学生における牛乳・乳製品の摂取状況の実態調査および行動変容ステージモデルを基盤とした介入を実施・評価し、そのエビデンスを得ることに取り組んだ。

　研究は、大学生における牛乳・乳製品摂取状況と不定愁訴、幸福度、ストレスとの関連についての実態調査【研究1】および牛乳・乳製品摂取向上のための介入の実施・評価【研究2】という2部から構成されている。

3.1.2　実態調査【研究1】の目的、対象および方法

　牛乳・乳製品の摂取量の違いが、食生活や心身の健康とどのように関

連しているのかを実証的に明らかにすることは、食育において牛乳・乳製品の摂取を促す上での重要な科学的根拠となる。そこで【研究１】では、大学生における牛乳・乳製品摂取の実態を把握するとともに、健康的な食生活や、不定愁訴、幸福度、ストレスと、牛乳・乳製品の摂取との関連について検討することを目的とした。

大学生 469 人（うち男子学生 233 人、女子学生 236 人）を対象に自記式質問紙調査を実施した。調査時期は 2014 年６月であり、調査内容は、牛乳・乳製品摂取に関する変容ステージ（表３－１参照）、健康的な食生活に対する変容ステージ（表３－２参照）、食物摂取頻度調査（エクセル栄養君 FFQg Ver.3.5 食物摂取頻度調査票（建帛社））、不定愁訴尺度（表３－３参照）、幸福度（10 段階評価）、ストレス度（10 段階評価）であった[1]。

統計解析には、SPSS Statistics 21（IBM 社）を用い、有意水準は５％とした。食物摂取頻度調査票の結果は、「食物摂取頻度調査ソフト FFQg －エクセル栄養君」（建帛社、東京）を用いて解析した。「FFQg －エクセル栄養君」により算出された各種栄養素と 18 食品群の摂取量および摂取目安に基づき、「摂取量」から「摂取目安量」を減じた値を「栄養素充足量」として分析に使用した。栄養素充足量は０に近いほど、適量を摂取していることを意味し、値がマイナスだと摂取不足、プラスだと摂取過剰であることを意味する。なお欠損値は分析ごとに除外した。

3.1.3 「牛乳・乳製品摂取に関する変容ステージ」および「健康的な食生活に関する変容ステージ」についての調査

質問紙調査においては、トランスセオレティカル・モデルにおける変容ステージの概念を、対象者の牛乳・乳製品摂取や健康的な食生活に向けた行動変容の準備性を示す変数として利用した。

先述のように、トランスセオレティカル・モデルでは、人の行動が変わる過程を５つのステージに分類しており、これは各人の行動変容に対する準備性に基づいて分けられている。これら５つは、変容ス

テージ (stages of change) とよばれている。変容ステージには、行動変容に興味・関心がなく行動を変えるつもりのない「前熟考ステージ (precontemplation)」、行動変容の必要性はわかるがすぐに行動を変えるつもりのない「熟考ステージ (contemplation)」、行動変容を始めようとしている「準備ステージ (preparation)」、望ましい行動を開始して6か月以内の「実行ステージ (action)」、そして望ましい行動が6か月以上定着している「維持ステージ (maintenance)」がある。

　トランスセオレティカル・モデルは、問題行動あるいは改善行動に対して個人がどのステージに位置しているかを評価し、段階に応じて介入を行うことによって、よりよき方向へと行動を変容させ得る理論枠として広く利用されている。

　筆者の作成した「牛乳・乳製品摂取に関する変容ステージ」を表3-1に示した。質問紙調査においては、牛乳・乳製品摂取に関する対象者の現状に最も近いものを1つ選択させ、「牛乳・乳製品を十分に摂取することに関心はない」者を「前熟考ステージ」、「牛乳・乳製品を摂取することに関心はあるが、すぐに十分な量を摂取するつもりはない」者を「熟考ステージ」、「牛乳・乳製品を十分に摂取することに関心があり、ときどき十分な量を摂取するようにしている」者を「準備ステージ」、「食生活のなかで、牛乳・乳製品を十分に摂取するようになってから、6か月未満である」者を「実行ステージ」、「6か月以上にわたり、牛乳・乳製品を十分に摂取する食生活を送っている」者を「維持ステージ」とした。なお、相関係数を算出する際には、牛乳・乳製品摂取に関する変容ステージを順位尺度とみなし、前熟考ステージを「1」、熟考ステージを「2」、準備ステージを「3」、実行ステージを「4」、維持ステージを「5」として、分析を行った。

　次に、「健康的な食生活に対する変容ステージ」を表3-2に示す。対象者の現状に最も近い項目を1つ選ぶよう指示し、その選ばれた項目から対象者の健康的な食生活に対する行動変容ステージを決定した。すな

わち、「食生活の改善に関心がなく改善する予定もない」者は「前熟考期」、
「食生活の改善に関心はあるが、すぐに改善する予定はない」者は「熟考
期」、「食生活の改善に関心があり、健康的な食生活を始める準備をして
いる（たまに意識して健康的な食事をとる）」者は「準備期」、「健康的な
食生活を始めてから、6か月未満である」者は「実行期」、そして「6か
月以上にわたり、健康的な食生活を送っている（健康的な食生活が習慣
化している）」者は「維持期」とした。なお、相関係数を算出する際には、
健康的な食生活に対する変容ステージを順位尺度とみなし、前熟考ス
テージを「1」、熟考ステージを「2」、準備ステージを「3」、実行ステー
ジを「4」、維持ステージを「5」として、分析を行った。

表3-1　牛乳・乳製品摂取に関する変容ステージ

1. 前熟考ステージ	牛乳・乳製品を十分に摂取することに関心はない。
2. 熟考ステージ	牛乳・乳製品を摂取することに関心はあるが、すぐに十分な量を摂取するつもりはない。
3. 準備ステージ	牛乳・乳製品を十分に摂取することに関心があり時々十分な量を摂取するようにしている。
4. 実行ステージ	食生活のなかで、牛乳・乳製品を十分に摂取するようになってから、6か月未満である。
5. 維持ステージ	6か月以上にわたり、牛乳・乳製品を十分に摂取する食生活を送っている。

表3-2　健康的な食生活に関する変容ステージ

1. 前熟考ステージ	食生活の改善に関心はなく、改善する予定もない。
2. 熟考ステージ	食生活の改善に関心はあるが、すぐに改善する予定はない。
3. 準備ステージ	食生活の改善に関心があり、健康的な食生活を始める準備をしている（たまに意識して健康的な食事をとる者も含む。
4. 実行ステージ	健康的な食生活を始めてから、6か月未満である。
5. 維持ステージ	6か月以上にわたり、健康的な食生活を送っている（健康的な食生活が習慣化している）。

3.1.4　不定愁訴尺度についての調査

　不定愁訴とは、心身に不調があるが病気などの裏付けが認められない自覚的な訴えである。[2] 柴・森 (2009) が作成した「不定愁訴尺度」（表3－3参照）を用いて、不定愁訴について調査した。不定愁訴尺度は「精神的倦怠感」（9項目）と「身体的不調」（5項目）に関する14項目から構成されている。各項目について、「よくあてはまる」を5点、「かなりあてはまる」を4点、「まあまああてはまる」を3点、「少しあてはまる」を2点、「全くあてはまらない」を1点として、不定愁訴尺度得点、精神的倦怠感得点、身体的不調得点を算出した。各得点の算出については、それぞれの項目得点合計を項目数で除した値を用いた。得点は、高いほど心身の健康・体調に違和感や不調をおぼえている傾向にあるように設定した。

表3－3　不定愁訴尺度 [3]

精神的倦怠感	身体的不調
集中力が続かない。	目が疲れている。
根気がなくなる。	肩がこっている。
ぼんやりしている。	肌があれている。
全身がだるい。	おなかの調子が良くない。
元気がでない。	（下痢・便秘・腹痛など）
ゆううつな気分がする。	ツメが割れやすい。
物事に熱心になれない。	
やる気がでない。	
動くのが面倒である。	

3.1.5　幸福度とストレス度の測定

　幸福度については、「まったく幸せではない」（1点）から「とても幸せである」（10点）まで10段階スケールで尋ねた。

　ストレス度については、「まったくストレスはない」（1点）から「非常にストレスがたまっている」（10点）まで10段階スケールで尋ねた。

第2節 【研究1】の結果および考察

3.2.1 牛乳・乳製品の摂取に関する変容ステージ

対象者の牛乳・乳製品摂取に対する準備性の実態を明らかにするために、牛乳・乳製品の摂取に関する変容ステージについて尋ねた。その結果を表3-4に示した。

「牛乳・乳製品を十分に摂取することに関心はない」前熟考ステージの者は30人（7.7%）、「牛乳・乳製品を摂取することに関心はあるが、すぐに十分な量を摂取するつもりはない」熟考ステージの者は95人（24.4%）、「牛乳・乳製品を十分に摂取することに関心があり、ときどき十分な量を摂取するようにしている」準備ステージの者は174人（44.6%）、「食生活のなかで、牛乳・乳製品を十分に摂取するようになってから、6か月未満である」実行ステージの者は19人（4.9%）、「6か月以上にわたり、牛乳・乳製品を十分に摂取する食生活を送っている」維持ステージの者は、72人（18.5%）であった。このことから、牛乳・乳製品の摂取に関して、大学生の約2割は摂取することが習慣化しており、約4割は恒常的ではないが摂取するようにしていることが明らかとなった。その一方で、牛乳・乳製品を十分に摂取するつもりのない者が約3割いることも示された。

表3-4　牛乳・乳製品摂取に関する変容ステージ

牛乳・乳製品摂取に関する変容ステージ	男性	女性	合計
前熟考ステージ	20　（10.3%）	10　　（5.1%）	30　　（7.7%）
熟考ステージ	41　（21.1%）	54　（27.6%）	95　（24.4%）
準備ステージ	83　（42.8%）	91　（46.4%）	174　（44.6%）
実行ステージ	10　　（5.2%）	9　　（4.6%）	19　　（4.9%）
維持ステージ	40　（20.6%）	32　（16.3%）	72　（18.5%）
合計	194（100.0%）	196（100.0%）	390（100.0%）

数値は人数

3.2.2 1週間あたりの牛乳・乳製品平均摂取

食物摂取頻度調査票を用いた思い出し法により、1週間にどの程度、牛乳・乳製品を摂取するか尋ねた。その結果、牛乳は平均3.04杯／1週間（SD=4.06, N=408）であり、ヨーグルトなどの乳製品で平均2.73個／1週間（SD=2.73, N=408）であった。また、対象者408人中、1週間のうちに、全く牛乳を飲まないと回答した者は159人（39.0%）、乳製品を全く摂取しないと回答した者は80人（19.6%）であった。このことから、大学生では、牛乳よりもヨーグルトなどの乳加工品の方が多くの者に摂取されていることが明らかとなった。牛乳摂取量（杯/week）が0であり、かつ乳製品摂取量（個/week）が0の者は、408人中48人（11.8%）であった。

1週間あたりの牛乳摂取量（杯）と乳製品摂取量（個）の関連をみるために、Pearsonの積率相関係数を求めた。その結果を表3-5に示した。牛乳摂取量と乳製品摂取との間には、有意な正の相関がみられた（r=0.318, p<0.01）。

以上から、牛乳をより多く摂取する者ほど、乳製品をより多く摂取する傾向にあり、牛乳・乳製品ともに摂取しない者が1割強いることが明らかになった。

表3-5　牛乳摂取量および乳製品摂取量の相関
（Pearsonの積率相関係数：r）

	牛乳摂取（杯/week）
乳製品摂取（個/week）	0.318**

N=408, **:p<0.01.

3.2.3 牛乳・乳製品摂取に関する変容ステージと牛乳・乳製品摂取量との関連

牛乳・乳製品摂取に関する変容ステージが実際の牛乳・乳製品摂取量を反映しているかどうかを検討するため、牛乳・乳製品摂取に関する変容ステージ（順位尺度）と牛乳・乳製品摂取量（比率尺度）との関連につ

いて、Kendall の順位相関分析を行った。その結果を表3−6に示した。

変容ステージと、牛乳摂取量（杯 /week）（τ =0.466, p<0.01）、乳製品摂取量（個 /week）（τ =0.272, p<0.01）、乳類摂取量（g/day）（τ =0.349, p<0.01）との間に、有意な正の相関がみられた。このことから、牛乳・乳製品摂取に関する変容ステージは、実際の牛乳・乳製品摂取行動を反映していることが示唆された。

表3−6　牛乳・乳製品摂取に関する変容ステージと牛乳・乳製品摂取量との相関
（Kendall の順位相関係数：τ ）

		牛乳摂取量 （杯 /week）	乳製品摂取量 （個 /week）	乳類 （g/day）
牛乳・乳製品摂取に 関する変容ステージ	τ	0.466**	0.272**	0.349**
	N	369	369	390

**:*p*<0.01.

3.2.4　牛乳・乳製品摂取に関する変容ステージと健康的な食生活に関する変容ステージとの関連

牛乳・乳製品を摂取することが健康的な食生活と関連しているか検討するため、牛乳・乳製品摂取に関する変容ステージ（順位尺度）と健康的な食生活に関する変容ステージ（順位尺度）との関連について、Kendall の順位相関分析を行った。その結果を表3−7に示した。

牛乳・乳製品摂取に関する変容ステージと健康的な食生活に関する変容ステージとの間には、有意な正の相関がみられた（τ =0.326, p<0.01）。このことから、牛乳・乳製品摂取と健康的な食生活との関連が示唆された。

表3−7　牛乳・乳製品摂取に関する変容ステージと健康的な食生活に関する変容ステージとの相関　　（Kendall の順位相関係数：τ ）

	健康的な食生活に関する変容ステージ
牛乳・乳製品摂取に関する変容ステージ	0.326**

N=357, **:*p*<0.01.

3.2.5　牛乳・乳製品摂取に関する変容ステージとミネラル充足量

　牛乳コップ１杯(200mL)あたりの栄養充足率が20.0%以上のミネラル、すなわちカルシウム (34.9%) とリン (21.3%) に着目し[4]、牛乳・乳製品摂取に関する変容ステージ間における対象者のカルシウム摂取量 (mg/day) とリン摂取量 (mg/day) に差異があるか検討した。対象者の年齢、性別、身体活動レベルによって、必要な栄養素量が異なるため、摂取量から摂取目安量を減じた値を充足量として分析に使用した。各充足量は０に近いほど、適量を摂取していることを意味し、値がマイナスだと摂取不足、プラスだと摂取過剰であることを意味する。一元配置分散分析および Tukey 法による多重比較により分析した結果を表３－８に示した。

　カルシウムの平均充足量は、全ての変容ステージにおいてマイナスの値であった。このことから、大学生はカルシウム摂取不足であることが示唆された。一方、変容ステージが上位の者ほど、カルシウム摂取不足が改善される傾向にあり、前熟考ステージの者に比べて、準備ステージ、実行ステージ、維持ステージの者の方が有意に多くカルシウムを充足していることが明らかとなった。また、熟考ステージの者と比べて、実行ステージおよび維持ステージの者は有意に多くカルシウムを充足していた。さらに、準備ステージの者と比べて、維持ステージの者は有意に多くカルシウムを充足していた。カルシウムに富む食品として、牛乳・乳製品以外にも、豆類や緑黄色野菜が挙げられるが、牛乳・乳製品の摂取に関する変容ステージが下位の者は、上位の者と比較すると、カルシウム充足量が有意に低かった。このことから、牛乳・乳製品以外の食品からカルシウムを適量摂取することは困難である可能性が示唆された。換言すれば、カルシウムを摂取する上で、牛乳・乳製品は非常に有用な食品であることが確認された。

　リンの平均充足量は、前熟考ステージ、熟考ステージ、準備ステージにおいてマイナスの値であったが、実行ステージ、維持ステージではプラスの値に転じていた。変容ステージが上位の者ほど、リン摂取不足が

改善されており、前熟考ステージの者に比べて、準備ステージ、実行ステージ、維持ステージの者は、リン充足量が有意に高かった。また、熟考ステージおよび準備ステージの者に比べ、維持ステージの者は、リン充足量が有意に高かった。このことから、カルシウムと同様に、リン摂取についても、牛乳・乳製品は非常に有用な食品であることが明らかとなった。

表3-8　牛乳・乳製品摂取に関する変容ステージと
カルシウム・リンの平均充足量

		a. 前熟考ステージ (*n*=24)	b. 熟考ステージ (*n*=91)	c. 準備ステージ (*n*=161)	d. 実行ステージ (*n*=18)	e. 維持ステージ (*n*=68)	F値
カルシウム	*M*	−384.38	−308.45	−240.79	−143.89	−11.65	31.51***
(mg/day)	(*SD*)	(148.81)	(151.49)	(192.75)	(202.65)	(228.16)	a<c; a,b<d; a,b,c<e
リン	*M*	−246.25	−139.18	−60.01	47.67	195.24	16.74***
(mg/day)	(*SD*)	(274.89)	(242.78)	(300.40)	(352.87)	(340.44)	a<c,d; a,b,c<e

***:*p*<0.001.

3.2.6　牛乳・乳製品摂取に関する変容ステージと水溶性ビタミン充足量

牛乳コップ1杯（200mL）あたりの栄養充足率が20.0%以上の水溶性ビタミン、すなわちビタミンB_2（25.8%）、ビタミンB_{12}（25.0%）、パントテン酸（22.8%）に着目し[5]、牛乳・乳製品摂取に関する変容ステージ間における対象者のビタミンB_2摂取量（mg/day）、ビタミンB_{12}摂取量（μg/day）パントテン酸摂取量（mg/day）に差異があるか検討した。対象者の年齢、性別、身体活動レベルによって、必要な栄養素量が異なるため、摂取量から摂取目安量を減じた値を充足量として分析に使用した。各充足量は0に近いほど、適量を摂取していることを意味し、値がマイナスだと摂取不足、プラスだと摂取過剰であることを意味する。一元配置分散分析およびTukey法による多重比較により分析した結果を表3-9に示した。

ビタミンB_2の平均充足量は、全ての変容ステージにおいてマイナスの値であった。このことから、大学生はビタミンB_2摂取不足であることが示唆された。一方、変容ステージが上位の者ほど、ビタミンB_2摂取不足が改善される傾向にあり、前熟考ステージの者に比べて、準備ス

テージ、実行ステージ、維持ステージの者の方が有意に多くビタミンB_2を充足していることが明らかとなった。また、熟考ステージや準備ステージの者と比べて、維持ステージの者は有意に多くビタミンB_2を充足していた。ビタミンB_2は、レバーなどに代表される動物性食品に多く含まれているが、牛乳・乳製品はビタミンB_2の重要な供給源となっている可能性が示唆された。

ビタミンB_{12}の平均充足量は、全ての変容ステージにおいてプラスの値であり、必要量が充足されていることが示唆された。変容ステージが上位の者ほど、ビタミンB_{12}の平均充足量が高くなっており、前熟考ステージの者に比べて、実行ステージおよび維持ステージの者は、ビタミンB_{12}充足量が有意に高かった。また、熟考ステージの者に比べ、維持ステージの者は、ビタミンB_{12}充足量が有意に高いことが示された。

パントテン酸の平均充足量は、前熟考ステージ、熟考ステージ、準備ステージにおいてマイナスの値であったが、実行ステージ、維持ステージではプラスの値に転じていた。前熟考ステージ、熟考ステージ、準備ステージの者に比べ、維持ステージの者は、パントテン酸充足量が有意に高く、変容ステージが上位の者ほど、パントテン酸摂取量が向上していた。

以上から、ビタミンB_2と同様に、ビタミンB_{12}、パントテン酸摂取についても、牛乳・乳製品摂取が寄与している可能性が示唆された。

表3-9　牛乳・乳製品摂取に関する変容ステージと
ビタミンB_2・ビタミンB_{12}・パントテン酸の平均充足量

		a.前熟考ステージ (n=24)	b.熟考ステージ (n=91)	c.準備ステージ (n=161)	d.実行ステージ (n=18)	e.維持ステージ (n=68)	F値
ビタミンB_2	M	−0.69	−0.49	−0.44	−0.34	−0.18	10.68***
(mg/day)	(SD)	(0.33)	(0.37)	(0.38)	(0.34)	(0.40)	a<c,d; a,b,c<e
ビタミンB_{12}	M	0.74	1.72	2.39	3.55	3.44	5.21***
(μg/day)	(SD)	(2.29)	(2.55)	(3.09)	(3.81)	(3.92)	a<d; a,b<e
パントテン酸	M	−0.87	−0.50	−0.12	0.29	1.27	15.67***
(mg/day)	(SD)	(1.53)	(1.36)	(1.57)	(1.80)	(1.76)	a,b,c<e

***: $p < 0.001$.

3.2.7 牛乳・乳製品摂取に関する変容ステージとビタミンA
（レチノール当量）充足量

　牛乳には脂溶性ビタミンであるビタミンAが豊富に含まれており、牛乳コップ1杯(200mL)あたりの栄養充足率は12.0%である。[6]そこで、牛乳・乳製品摂取に関する変容ステージ間における対象者のビタミンA（レチノール当量)摂取量(μgRE/day)に差異があるか検討した。対象者の年齢、性別、身体活動レベルによって、必要な栄養素量が異なるため、摂取量から摂取目安量を減じた値を充足量として分析に使用した。各充足量は0に近いほど、適量を摂取していることを意味し、値がマイナスだと摂取不足、プラスだと摂取過剰であることを意味する。一元配置分散分析およびTukey法による多重比較により分析した結果を表3-10に示した。

　ビタミンAの平均充足量は、全ての変容ステージにおいてマイナスの値であった。このことから、大学生はビタミンA摂取不足であることが示唆された。一方、変容ステージが上位の者ほど、ビタミンA摂取不足が改善される傾向にあり、前熟考ステージの者に比べて、実行ステージおよび維持ステージの者の方が有意に多くビタミンAを充足していることが明らかとなった。また、熟考ステージの者と比べて、実行ステージおよび維持ステージの者は有意に多くビタミンAを充足していた。さらに、準備ステージの者と比べて、維持ステージの者は、有意に多くビタミンAを充足していた。ビタミンAは、レバーや卵、バターなどに代表される動物性食品や緑黄色野菜に多く含まれているが、牛乳・乳製品もまた、ビタミンAの重要な供給源となっている可能性が示唆された。

表3-10　牛乳・乳製品摂取に関する変容ステージと
ビタミンA（レチノール当量）の平均充足量

		a.前熟考 ステージ (n=24)	b.熟考 ステージ (n=91)	c.準備 ステージ (n=161)	d.実行 ステージ (n=18)	e.維持 ステージ (n=68)	F 値
ビタミンA	M	-372.29	-296.63	-272.05	-136.28	-114.50	10.72***
(μgRE/day)	(SD)	(197.19)	(220.99)	(226.80)	(213.22)	(222.39)	a,b<d; a,b,c<e

***:$p<0.001$.

３.２.８　牛乳・乳製品摂取に関する変容ステージとタンパク質充足量

　牛乳コップ１杯（200mL）あたりのタンパク質充足率は 13.6% であり[7]、必須アミノ酸をバランスよく含んでいる（アミノ酸価が 100）。そのため、牛乳・乳製品は良質なタンパク質の供給源となる食品であるといえる。そこで、牛乳・乳製品摂取に関する変容ステージ間における対象者のタンパク質摂取量（g/day）に差異があるか検討した。対象者の年齢、性別、身体活動レベルによって、必要なタンパク質の量が異なるため、摂取量から摂取目安量を減じた値を充足量として分析に使用した。充足量は０に近いほど、適量を摂取していることを意味し、値がマイナスだと摂取不足、プラスだと摂取過剰であることを意味する。一元配置分散分析および Tukey 法による多重比較により分析した結果を表３–11 に示した。

　タンパク質の平均充足量は、前熟考ステージおいてマイナスの値であったが、熟考ステージ、準備ステージ、実行ステージ、維持ステージではプラスの値に転じていた。また、変容ステージが上位の者ほど、タンパク質摂取量が向上しており、前熟考ステージ、熟考ステージ、準備ステージの者と比べて、維持ステージの者は、タンパク質充足量が有意に高かった。

表３–11　牛乳・乳製品摂取に関する変容ステージとタンパク質の平均充足量

		a.前熟考ステージ (n=24)	b.熟考ステージ (n=91)	c.準備ステージ (n=161)	d.実行ステージ (n=18)	e.維持ステージ (n=68)	F 値
タンパク質 (g/day)	M (SD)	−2.31 (20.9)	6.90 (19.1)	10.1 (21.4)	15.9 (21.5)	21.8 (23.8)	7.85*** a,b,c<e

$***: p < 0.001.$

　以上（３.２.５〜３.２.８）を総括すると、牛乳・乳製品摂取に関する変容ステージが維持ステージの者は、前熟考ステージや熟考ステージ、準備ステージの者と比べて、牛乳・乳製品に多く含まれるミネラルやビタミン、タンパク質の摂取量が多かった。これは、優れた栄養機能をもつ牛乳・乳製品の摂取が、栄養バランスといった食事の質全体に与える

影響の大きさを示唆していると考えることができる。他方で、牛乳・乳製品を日常的に摂取している者は、食生活全般に対する意識が高く、健康的な食事を心がけている可能性がある。いずれにしても、牛乳・乳製品摂取は、食事の質向上や、健康的な食生活に対する準備性と関連している可能性が示唆された。

3.2.9　牛乳・乳製品摂取に関する変容ステージと不定愁訴との関連

　牛乳・乳製品摂取に関する変容ステージ間における不定愁訴およびその下位尺度（精神的倦怠感・身体的不調）得点の平均値を比較した（一元配置分散分析および Tukey 法による多重比較）。その結果を表3-12 に示した。

　不定愁訴尺度得点については、より上位のステージの者ほど低くなる傾向にあり、維持ステージの者は、熟考ステージ、準備ステージの者と比べて、不定愁訴尺度得点が有意に低かった。下位尺度得点に着目すると、精神的倦怠感において、維持ステージの者は、前熟考ステージ、熟考ステージ、準備ステージの者より、有意に精神的倦怠感が低いことが明らかとなった。このことから、牛乳・乳製品摂取は、不定愁訴、とりわけ精神的倦怠感の軽減において重要な役割を果たしている可能性が示唆された。

表3-12　牛乳・乳製品摂取に関する変容ステージ間における
不定愁訴尺度得点およびその下位尺度得点の平均値の比較
（一元配置分散分析および Tukey 法による多重比較）

		a.前熟考ステージ	b.熟考ステージ	c.準備ステージ	d.実行ステージ	e.維持ステージ	F 値
不定愁訴尺度	M	2.58	2.68	2.59	2.44	2.17	5.23***
	(SD)	(0.62)	(0.75)	(0.73)	(0.82)	(0.74)	
	n	29	89	165	18	68	b, c > e
精神的倦怠感	M	2.76	2.78	2.65	2.34	2.18	5.70***
	(SD)	(0.73)	(0.86)	(0.87)	(0.84)	(0.89)	
	n	29	89	166	18	68	a, b ,c > e
身体的不調	M	2.25	2.52	2.47	2.61	2.17	2.54*
	(SD)	(0.76)	(0.84)	(0.82)	(0.97)	(0.96)	
	n	29	91	165	18	70	

*:$p<0.05$, ***:$p<0.001$.

3.2.10 牛乳・乳製品摂取に関する変容ステージと幸福度との関連

牛乳・乳製品摂取に関する変容ステージ間における幸福度（1～10点）の平均得点について比較した（一元配置分散分析および Tukey 法による多重比較）。その結果を表3-13 に示した。

維持ステージの者は、幸福度の平均得点が最も高く、熟考ステージの者と比べて幸福度が有意に高かった。

表3-13　牛乳・乳製品摂取に関する変容ステージ間における幸福度の平均得点の比較　（一元配置分散分析および Tukey 法による多重比較）

		a.前熟考ステージ	b.熟考ステージ	c.準備ステージ	d.実行ステージ	e.維持ステージ	F 値
幸福度	M	7.31	6.92	7.05	7.61	7.74	2.64*
	(SD)	(1.87)	(1.90)	(1.82)	(1.75)	(1.67)	
	n	29	91	167	18	70	b < e

*:$p<0.05.$

3.2.11 牛乳・乳製品摂取に関する変容ステージとストレス度との関連

牛乳・乳製品摂取に関する変容ステージ間におけるストレス度（1～10点）の平均得点について比較した（一元配置分散分析および Tukey 法による多重比較）。その結果を表3-14 に示した。

維持ステージの者は、熟考ステージの者と比べて、ストレス度が有意に低かった。

表3-14　牛乳・乳製品摂取に関する変容ステージ間におけるストレス度の平均得点の比較（一元配置分散分析および Tukey 法による多重比較）

		a.前熟考ステージ	b.熟考ステージ	c.準備ステージ	d.実行ステージ	e.維持ステージ	F 値
ストレス度	M	6.07	6.00	5.54	4.50	4.99	3.27**
	(SD)	(2.51)	(2.09)	(2.26)	(2.57)	(2.42)	
	n	29	91	167	18	70	b > e

**:$p<0.01.$

以上（3.2.9～3.2.11）を総括すると、牛乳・乳製品摂取に関する変容ステージが維持ステージの者は、下位のステージの者と比較して、

精神面における不定愁訴が低く、幸福度が高く、ストレス度が低いという結果が得られた。第1章で牛乳・乳製品の栄養機能・三次機能について述べたが、今回の調査においても牛乳・乳製品摂取が心身の健康にとって重要な役割を果たしていることが示唆された。

3.2.12 【研究1】の総括

【研究1】より、大学生における牛乳・乳製品摂取状況と心身の健康度との関連が示唆された。牛乳・乳製品摂取を意識して行動している者は、そうでない者と比べ、栄養素摂取状態が良く、不定愁訴・ストレスが少なく、幸福度が高いことが示された。これらの結果は、牛乳・乳製品に含まれる栄養素・機能性非栄養素のもつ一次機能および三次機能と一致する傾向であった。換言すれば、牛乳・乳製品摂取を促す食育の重要性・意義が、人間の食行動の側面から明らかになった。

　近年、健康の自己評価 (self-rated health) において、「悪い (poor)」と述べている人は、「良好である (excellent)」と述べている人に比べて、全死因死亡率 (all-cause mortality) が2倍高いことが示されている[8]。また、高齢者における主観的幸福感 (subjective wellbeing) と生存率の高さとの関連が報告されている[9]。本研究において、牛乳・乳製品摂取が多い人は精神面での健康度および主観的幸福感が高いことを鑑みると、牛乳・乳製品摂取は、栄養状態の改善、心身の健康状態の向上に寄与し、QOL向上や健康寿命延伸に関係する可能性があると考えられる。

第3節　デジタル・ツール「ニンテンドーDS」とシリコン製スチーム　　　　ケースの使用および自己調整学習による介入【研究2】

3.3.1　食行動変容を促す手立て──変容プロセスと自己調整学習

　繰り返し述べてきたように、トランスセオレティカル・モデルでは、5段階の変容ステージが設定されており、それぞれについてステージ・アップさせるために適した支援方法、すなわち10の変容のためのプ

ロセス（変容プロセス）があるとされている。変容プロセスを表3−15
に示す。

　表3−15から明らかなように、食行動変容を促すにあたり、対象者が
どの変容ステージに位置するかによって、ステージ・アップに効果的と
される支援はさまざまである。【研究1】において、大学生の牛乳・乳

表3−15　「行動変容のための10のプロセス」[10]を一部改変

変容プロセス	対象者が行動変容のために経験すべき内容	適用される変容ステージ
①意識の高揚・気づき (Consciousness raising)	行動変容につながる情報収集をし、理解する努力をする	前熟考ステージ→熟考ステージ
②感情的体験 (Dramatic relief)	不健康な行動による負の感情（恐怖や不安、心配）を経験する	
③環境への再評価 (Environmental reevaluation)	不健康あるいは健康な自分の行動が、周囲へ及ぼす影響を考える	
④自己の再評価 (Self-reevaluation)	不健康あるいは健康的な自分の行動が、自分に及ぼす影響を考え、行動変容の重要性を理解する	熟考ステージ→準備ステージ
⑤自己の解放 (Self-liberation)	行動変容することを決心し、はっきりとした目標を宣言する	準備ステージ→実行ステージ
⑥行動置換 (Counter conditioning)	不健康な行動に代わる健康的な行動を学習に置き換える	
⑦援助関係の利用 (Helping relationships)	健康的な行動への変容に必要なソーシャルサポートを探し、利用する	実行ステージ→維持ステージ
⑧強化のマネジメント (Contingency management)	行動変容を起こし維持するための正の強化(報酬)を増やし、不健康な行動への正の強化を減らす	
⑨刺激の統制 (Stimulus control)	不健康行動の刺激になるものを除いて、健康行動を起こす刺激を増やす	
⑩社会的解放 (Social liberation)	社会的環境が、健康的な行動変容を支援する方向へ変化していることに気づく	変容ステージとの関係は不明確

製品摂取に関する変容ステージを調査した結果、対象者が最も多く位置していたのは準備ステージであった（表3-15参照）。準備ステージに位置する者の占める割合の多さは、筆者が行った別の研究[11]においてもみられた傾向である。そこで、多くの対象者の行動変容を促すために、変容プロセス「自己の解放」を今回の介入に組み込み、また自己調整学習を採用することにした。

　トランスセオレティカル・モデルに代表される行動変容理論は、人間の行動を理解し、予測・制御したり、評価するのに適用される。そのため、「行動変容を促す」食教育という観点から、行動変容理論は重要な枠組みを与えてくれると考えている。一方、食「教育」に主眼を置いた場合、対象者の学習を効果的に促すための枠組みが必要であると考え、介入においては、学習者が主体的に学習活動を推進し自らの学びを創りあげていくという自己調整学習の方法をとることにした。藤田・冨田(2012)[12]は、自己調整学習研究者であるZimmermanの提唱した「予見の段階」（目標設定、方略の計画、自己効力感、興味）、「遂行のコントロールの段階」（注意の焦点化、自己教示、自己モニタリング）、「自己省察の段階」（自己評価、原因帰属、自己反省、適応）の3段階から構成される循環的プロセスに注目している。本研究においても、このプロセスを道標として介入を行うことが妥当だと考えた。

3.3.2　ニンテンドーDSと「こはるのDSうちごはん。」の教材性

　ニンテンドーDS（ハードウェア）は、2004年12月に任天堂が開発した携帯型家庭用ビデオゲーム機である（図3-1参照）。日本国内における販売台数は、2007年11月末までに2,000万台を突破しており[13]、2015年3月の時点における全世界での連結累計販売数量は、ニンテンドーDSが1億5,401万台、ニンテンドー3DSが5,206万台となっている[14]。

　DS専用ソフトウェアとしては、純粋な娯楽目的のもの以外に、漢字学習、英語などの語学学習、算数学習、歴史学習といった教育用ソフト

ウェアが多数発売されている。食育の観点からみてみると、料理本のように多彩なレシピが盛り込まれたものや、ゲーム上で調理プロセスをシミュレーションできるようなソフトウェアが発売されている。なかでも、2007年10月に発売された辻学園教授陣監修の「こはるのDSうちごはん。」(コモリンク)は「食育エデュテイメント＋レシピ集」をテーマとした食育のためのソフトウェア(図3－2参照)である。[16]

「こはるのDSうちごはん。」には、調理用具や食材、調理法などに関する知識をカラー写真と説明文を通して学習することができる機能や、習得した知識を確認できるクイズ機能、自分の食事内容を朝食・昼食・夕食・間食ごとに記録できる機能、食事内容が適切かどうか食事バランスガイドに基づき評価してくれる機能などが備わっている。そのため、学習者が、自分の興味関心や調理に関する知識・技能水準に合わせて学習し、知識クイズや食事内容の記録、食事バランスのフィードバック等を活用しながら自己モニタリング・自己評価・自己反省し、目標を設定して、食生活改善に取り組むという自己調整学習を行うのに、「こはるのDSうちごはん。」は最適なツールであると考えた。また、自分の食事内容がバランスの良いものとなっているかどうかについてのフィードバック機能は、学習者の食生活改善に向けた動機づけや自己効力感にも影響を及ぼすと考えた。

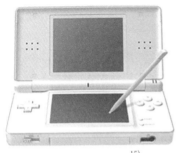

図3-1　ニンテンドーDS[15]
(http://www.nintendo.co.jp/ds/index.html)

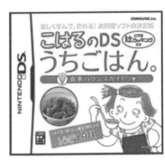

図3-2　こはるのDSうちごはん。
(http://www.comolink.co.jp/uchigohan/)

3.3.3　シリコン製スチームケースの教材性

近年、食事の準備にかける時間がとれないことと不健康な食生活が関連していることが報告されている。[17)] シリコン製スチームケース（ルクエ）は、電子レンジやオーブンで蒸し料理をすることのできる調理器具である（図3-3参照）。手軽に一品作ることのできる調理器具を与えることにより、調理の手間を軽減させ、健康的な食生活の実践につなげることができると考え、シリコン製スチームケースを介入手段として用いることとした。

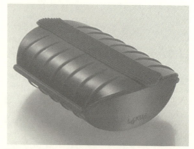

図3-3　シリコン製スチームケース (http://shop.coram.co.jp/shopdetail/025001000008/order)

3.3.4　介入の目的、対象および方法

【研究2】では、「ニンテンドーDS」（ハードウェア）と「こはるのDSうちごはん。」（ソフトウェア）（以下、「デジタル・ツール」と略す）およびシリコン製スチームケースを対象者に使用させることにより、牛乳・乳製品の摂取に関する変容ステージを上げることが可能かどうかについて、実証的に明らかにすることを目的とした。

2014年6月～7月にかけて、大学生31人を対象として、デジタル・ツール（ニンテンドーDS Liteおよび「こはるのDSうちごはん。」）と、シリコン製スチームケースを用いた自己調整学習による介入を2週間ずつ、計4週間にわたって行い、牛乳・乳製品の摂取をはじめとする変容ステージがどのように変化したのかについて検証した。

3.3.5　介入プロトコル

介入の概要を表3-16に示す。実施したのは、①事前調査→②事前学習と教示→③自己調整学習としてのデジタル・ツールとシリコン製ス

チームケースの使用（計4週間）→④事後調査（事前調査と同様の内容）
→⑤対象者によるレポート作成であった。

　デジタル・ツールとシリコン製スチームケースの貸与に先立ち、「事
前学習と教示」では、服部幸應氏が出演している「地球特派員2006：
アメリカ"食育"の模索と課題」（2006年5月14日、NHK衛星第一）
を視聴させるとともに、行動変容ステージモデル（トランスセオレティ
カル・モデル）について説明を行った。その後、自身の食生活改善目標
を設定させ、デジタル・ツールとシリコン製スチームケースを使用して
食行動のステージ・アップを図ること、その際に牛乳・乳製品の摂取を
心がけることを口頭で伝えた。デジタル・ツールとシリコン製スチーム
ケースの貸与期間は、それぞれ2週間で、計4週間の自己調整学習形式
での食生活改善に取り組ませた。

表3-16　介入の概要

①事前調査
②事前学習と教示
③デジタル・ツールの貸与（2週間）とシリコン製スチーム
　　ケースの貸与（2週間）による**自己調整学習**
④事後調査
⑤レポート作成

3.3.6　介入の評価

　介入の評価は、前後比較デザインにより行った。事前・事後において、
「牛乳摂取に関する変容ステージ」、「間食としてのヨーグルト摂取に関
する変容ステージ」、「健康的な食生活に対する変容ステージ」について、
自記式質問紙により尋ねた。また、事後調査において、デジタル・ツー
ルとシリコン製スチームケースの使用状況や感想について、質問紙およ
びレポート形式の自由記述によって回答を得た。

　なお、分析にあたり、欠損値は分析ごとに除外した。

第4節 【研究2】の結果および考察

3.4.1 介入の事前・事後における牛乳摂取に関する変容ステージの変化

介入の事前・事後における牛乳摂取に関する変容ステージのクロス表を、表3-17に示した。

介入の事前・事後における牛乳摂取に関する変容ステージの変化をみると、26人中、ステージが上がった者は4人 (15.4%)、変化がなかった者は18人 (69.2%)、ステージが下がった者は4人 (15.4%) であった。

事前に前熟考ステージであった者3人は、事後も前熟考ステージにとどまっていた。事前に熟考ステージであった者13人のうち、2人 (15.4%) は前熟考ステージへとステージ・ダウンし、7名 (53.8%) は変容せず、4人 (30.8%) がステージ・アップした。事前に準備ステージであった者4人のうち、1人 (25.0%) がステージ・ダウンし、3人 (75.0%) は変容しなかった。事前に実行ステージであった者1人は事後も実行ステージのままであった。事前に維持ステージであった者5人

表3-17 介入の事前・事後における牛乳摂取に関する変容ステージの変化

		事後					
		a	b	c	d	e	合 計
事前	a. 前熟考ステージ	3 (100.0%)	—	—	—	—	3 (100.0%)
	b. 熟考ステージ	2 (15.4%)	7 (53.8%)	3 (23.1%)	—	1 (7.7%)	13 (100.0%)
	c. 準備ステージ	—	1 (25.0%)	3 (75.0%)	—	—	4 (100.0%)
	d. 実行ステージ	—	—	—	1 (100.0%)	—	1 (100.0%)
	e. 維持ステージ	—	—	1 (20.0%)	—	4 (80.0%)	5 (100.0%)
	合 計	5 (19.2%)	8 (30.8%)	7 (26.9%)	1 (3.8%)	5 (19.2%)	26 (100.0%)

数値は人数

Stage up: $n=4$ (15.4%), No change: $n=18$ (69.2%),

Stage down: $n=4$ (15.4%), total : $N=26$.

のうち、4人（80.0%）は事後も維持ステージのままであったが、1人（20.0%）が準備ステージへとステージ・ダウンした。

　以上より、牛乳摂取については、熟考ステージの者の約3割が準備ステージへとステージ・アップしたものの、介入の効果が限定的であったことが示唆された。

3.4.2　介入の事前・事後における間食としてのヨーグルト摂取に関する変容ステージの変化

　介入の事前・事後における間食としてのヨーグルト摂取に関する変容ステージのクロス表を、表3-18に示した。間食としてのヨーグルト摂取としたのは、間食の質の向上を見たいという意図のためであった。

　介入の事前・事後における間食としてのヨーグルト摂取に関する変容ステージの変化をみると、26人中、ステージが上がった者は12人（46.2%）、変化がなかった者は11人（42.3%）、ステージが下がった者は3人（11.5%）であった。

　事前に前熟考ステージであった者3人のうち、2人（66.7%）は事後も前熟考ステージにとどまっていたが、1人（33.3%）は実行ステージへとステージ・アップした。事前に熟考ステージであった者10人のうち、5人（50.0%）は事後も変容しなかったが、5人（50.0%）は準備ステージへとステージ・アップした。事前に準備ステージであった者6人のうち、事後に1人（16.7%）がステージ・ダウンし、1人（16.7%）は変容しなかったが、4人（66.7%）がステージ・アップした。事前に実行ステージであった者5人のうち、2人（40.0%）は事後に準備ステージへとステージ・ダウンし、1人（20.0%）は実行ステージのままであったが、2人（40.0%）は維持ステージへとステージ・アップした。事前に維持ステージであった者2人は、事後も維持ステージのままであった。

　以上より、間食としてのヨーグルト摂取において、全体の5割弱の者がよりよき方向へと行動変容したことが示された。特に、熟考ステージ

から準備ステージへ、準備ステージから実行ステージへのステージ・アップにおいて、本介入が効果的であったことがうかがわれた。また、間食をヨーグルトに置き換えるという行動は、対象者にとって牛乳摂取よりも障壁の少ない乳製品摂取方法である可能性が示唆された。

表3-18　介入の事前・事後における間食としてのヨーグルト摂取に関する変容ステージの変化

<table>
<tr><td rowspan="2" colspan="2"></td><td colspan="6">事後</td></tr>
<tr><td>a</td><td>b</td><td>c</td><td>d</td><td>e</td><td>合計</td></tr>
<tr><td rowspan="10">事前</td><td>a. 前熟考
ステージ</td><td>2
(66.7%)</td><td>—</td><td>—</td><td>1
(33.3%)</td><td>—</td><td>3
(100.0%)</td></tr>
<tr><td>b. 熟考
ステージ</td><td>—</td><td>5
(50.0%)</td><td>5
(50.0%)</td><td>—</td><td>—</td><td>10
(100.0%)</td></tr>
<tr><td>c. 準備
ステージ</td><td>—</td><td>1
(16.7%)</td><td>1
(16.7%)</td><td>3
(50.0%)</td><td>1
(16.7%)</td><td>6
(100.0%)</td></tr>
<tr><td>d. 実行
ステージ</td><td>—</td><td>—</td><td>2
(40.0%)</td><td>1
(20.0%)</td><td>2
(40.0%)</td><td>5
(100.0%)</td></tr>
<tr><td>e. 維持
ステージ</td><td>—</td><td>—</td><td>—</td><td>—</td><td>2
(100.0%)</td><td>2
(100.0%)</td></tr>
<tr><td>合　計</td><td>2
(7.7%)</td><td>6
(23.1%)</td><td>8
(30.8%)</td><td>5
(19.2%)</td><td>5
(19.2%)</td><td>26
(100.0%)</td></tr>
</table>

数値は人数

Stage up: $n=12$ (46.2%),　No change: $n=11$ (42.3%),

Stage down: $n=3$ (11.5%),　total : $N=26$.

3.4.3　介入の事前・事後における健康的な食生活に関する変容ステージの変化

　介入の事前・事後における健康的な食生活に関する変容ステージのクロス表を、表3-19に示した。

　介入の事前・事後における健康的な食生活に関する変容ステージの変化をみると、26人中、ステージが上がった者は6人(23.1%)、変化がなかった者は16人 (61.5%)、ステージが下がった者は4人 (15.4%) であった。

　事前に熟考ステージであった9人のうち、6人 (66.7%) は事後も熟考ステージにとどまっていたが、3人 (33.3%) は準備ステージへとステージ・アップした。事前に準備ステージであった者16人のうち、4人 (25.0%)

は事後に熟考ステージへとステージ・ダウンし、9人（56.2%）は変容しなかったが、3人（18.8%）は実行ステージへとステージ・アップした。事前に維持ステージであった者1人は、事後も維持ステージのままであった。なお、事前に前熟考ステージあるいは実行ステージの者はいなかった。

　以上より、健康的な食生活を目指して、全体の2割強の者がよりよき方向へと行動変容したことが示された。

表3-19　介入の事前・事後における健康的な食生活に関する変容ステージの変化

<table>
<tr><td colspan="2" rowspan="2"></td><td colspan="6">事後</td></tr>
<tr><td>a</td><td>b</td><td>c</td><td>d</td><td>e</td><td>合計</td></tr>
<tr><td rowspan="5">事前</td><td>a. 前熟考
ステージ</td><td>―</td><td>―</td><td>―</td><td>―</td><td>―</td><td>0</td></tr>
<tr><td>b. 熟考
ステージ</td><td>―</td><td>6
(66.7%)</td><td>3
(33.3%)</td><td>―</td><td>―</td><td>9
(100.0%)</td></tr>
<tr><td>c. 準備
ステージ</td><td>―</td><td>4
(25.0%)</td><td>9
(56.2%)</td><td>3
(18.8%)</td><td>―</td><td>16
(100.0%)</td></tr>
<tr><td>d. 実行
ステージ</td><td>―</td><td>―</td><td>―</td><td>―</td><td>―</td><td>0</td></tr>
<tr><td>e. 維持
ステージ</td><td>―</td><td>―</td><td>―</td><td>―</td><td>1
(100.0%)</td><td>1
(100.0%)</td></tr>
<tr><td colspan="2">合　計</td><td>0
(0.0%)</td><td>10
(38.5%)</td><td>12
(46.2%)</td><td>3
(11.5%)</td><td>1
(3.8%)</td><td>26
(100.0%)</td></tr>
</table>

数値は人数
Stage up: n=6 (23.1%), No change: n=16 (61.5%),
Stage down: n=4 (15.4%), total: N=26.

3.4.4　介入の事前・事後における牛乳・乳製品摂取に関する変容ステージの変化

　行動を起こすつもりのない、前熟考ステージおよび熟考ステージを「下位の変容ステージ」とすると、事前→事後における下位の変容ステージにいる者の数は26人中、牛乳摂取で16人→13人（表3-17参照）、間食におけるヨーグルト摂取で13人→8人（表3-18参照）、健康的な食生活で9人→10人（表3-19参照）であった。

　一方、行動が習慣化しているあるいは習慣化しつつある、実行ステー

ジおよび維持ステージを「上位の変容ステージ」とすると、事前→事後における上位の変容ステージにいる者の数は26人中、牛乳摂取で6人→6人（表3-17参照）、間食におけるヨーグルト摂取で7人→10人（表3-18参照）、健康的な食生活で1人→4人（表3-19参照）であった。

以上から、本介入により、間食としてヨーグルト摂取をするつもりのない者がヨーグルトを摂取するようになったり、ヨーグルト摂取を習慣にする者が増えたり、健康的な食生活を習慣化しようとする者が増えたことが示された。

3.4.5　介入におけるデジタル・ツールの使用

今回の介入において、デジタル・ツール、シリコン製スチームケース、自己調整学習がどのように関連して学習者に受け止められ、行動変容を起こしたかということについて、質問紙調査結果および自由記述より明らかにした。

（1）デジタル・ツールの使用回数

デジタル・ツールの使用回数について尋ねた結果を図3-4に示す。デジタル・ツールの平均使用回数は、3.52回（N=25, SD=2.22）であった。

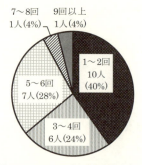

図3-4　デジタル・ツール（2週間貸与）の使用回数

（2）デジタル・ツールは楽しいか

デジタル・ツールを楽しいと思ったかについて、「1．全くそう思わない」「2．そう思わない」「3．どちらともいえない」「4．ややそう思う」

「5. とてもそう思う」の5段階評価で尋ねた。その結果を図3-5に示す。平均値は 3.88 (N=25, SD=0.97) であった。デジタル・ツールの楽しさについて「とてもそう思う」あるいは「ややそう思う」と肯定的な回答をした者の割合は、25人中17人 (68.0%) であった。

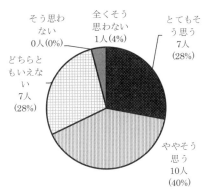

図3-5　デジタル・ツールは楽しいと思うか

（3）デジタル・ツールは食生活を変えると思うか

デジタル・ツールによって食生活をよりよく変えることができると思うかについて、「1. 全くそう思わない」「2. そう思わない」「3. どちらともいえない」「4. ややそう思う」「5. とてもそう思う」の5段階評価で尋ねた。その結果を図3-6に示す。平均値は 3.76 (N=25,

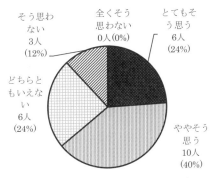

図3-6　デジタル・ツールの利用によって食生活を変えることができるか

SD=0.97) であった。デジタル・ツールにより食生活改善ができるかについて「とてもそう思う」あるいは「ややそう思う」と肯定的な回答をした者の割合は、25人中16人 (64.0%) であった。

3.4.6　介入におけるシリコン製スチームケースの使用
（1）シリコン製スチームケースの使用回数

シリコン製スチームケースの使用回数について尋ねた結果を図3-7に示す。シリコン製スチームケースの平均使用回数は、3.32回 (SD=1.82) であった。

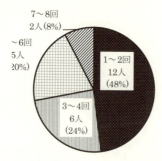

図3-7　シリコン製スチームケース（2週間貸与）の使用回数

（2）シリコン製スチームケースでの調理は楽しいか

シリコン製スチームケースを使う調理は楽しいと思ったかについて、「1. 全くそう思わない」「2. そう思わない」「3. どちらともいえない」「4. ややそう思う」「5. とてもそう思う」の5段階評価で尋ねた。その結果を図3-8に示す。平均値は4.40 (N=25, SD=0.58) であった。シリコン製スチームケースを使った調理の楽しさについて「とてもそう思う」あるいは「ややそう思う」と肯定的な回答をした者の割合は、25人中24人 (96.0%) であった。

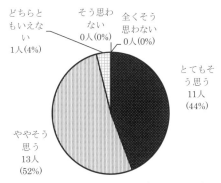

図3-8 シリコン製スチームケースを使う調理は楽しいと思うか

(3) シリコン製スチームケースの利用は食生活を変えると思うか

シリコン製スチームケースによって食生活をよりよく変えることができると思うかについて、「1. 全くそう思わない」「2. そう思わない」「3. どちらともいえない」「4. ややそう思う」「5. とてもそう思う」の5段階評価で尋ねた。その結果を図3-9に示す。平均値は3.88($N=25$, $SD=0.67$) であった。シリコン製スチームケースにより食生活改善ができるかについて「とてもそう思う」あるいは「ややそう思う」と肯定的な回答をした者の割合は、25人中18人(72.0%)であった。

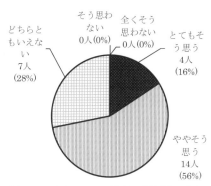

図3-9 シリコン製スチームケースの利用で食生活を変えることができるか

3.4.7 デジタル・ツールとシリコン製スチームケース使用の関連

　デジタル・ツールの使用回数とシリコン製スチームケースの使用回数に差があるかどうかを検討するため、対応のある t 検定を行った結果、有意な差はみられなかった（$t(1, 24) = 0.52$, $p=0.61$）。上述したようにデジタル・ツールの平均使用回数は3.52回で、シリコン製スチームケースの平均使用回数は3.32回であった。それぞれ2週間貸与したため、1週間あたりの使用回数は平均して1〜2回程度であったことがうかがわれる。デジタル・ツールは時間・場所を問わず使用できるツールであるが、シリコン製スチームケースの使用は調理の場に限定される。そのように考えると、デジタル・ツールの使用回数は少ないと思われる。

　デジタル・ツールの使用回数・楽しさ・食生活改善効果とシリコン製スチームケースの使用回数・楽しさ・食生活改善効果の、6変数間の関連をみるために Pearson の積率相関係数 (r) を算出した。その結果を表3-20に示した。

表3-20　デジタル・ツールとシリコン製スチームケースに関する使用回数・
　　　　楽しさ・食生活改善効果　　　　　　　　（Pearson の積率相関係数：r）

	デジタル・ツールの楽しさ	デジタル・ツールの食生活改善効果	シリコン製スチームケースの使用回数	シリコン製スチームケースの楽しさ	シリコン製スチームケースの食生活改善効果
デジタル・ツールの使用回数	0.513** (n=25)	0.603** (n=25)	0.566** (n=25)	0.286 (n=25)	0.523** (n=25)
デジタル・ツールの楽しさ	—	0.632** (n=25)	0.353 (n=25)	0.461* (n=25)	0.170 (n=25)
デジタル・ツールの食生活改善効果		—	0.093 (n=25)	0.476* (n=25)	0.470* (n=25)
シリコン製スチームケースの使用回数			—	0.060 (n=26)	0.111 (n=26)
シリコン製スチームケースの楽しさ				—	0.554** (n=26)

*:$p<0.05$, **:$p<0.01$.

デジタル・ツールの使用回数と、デジタル・ツールの楽しさやデジタル・ツールの食生活改善効果との間に有意な相関がみられた。このことから、デジタル・ツールを楽しんで使用した者ほど、より多く使用し、食生活改善効果が期待できると感じる傾向にあったことが示唆された。一方、シリコン製スチームケースの使用回数と、シリコン製スチームケースの楽しさやシリコン製スチームケースの食生活改善効果との間には有意な相関はみられなかった。しかしながら、シリコン製スチームケースの楽しさとシリコン製スチームケースの食生活改善効果の間には有意な相関がみられたことから、シリコン製スチームケースを使用した調理が楽しいと感じた者ほど、シリコン製スチームケースによる食生活改善効果が期待できると思った傾向にあることが示唆された。

デジタル・ツールとシリコン製スチームケースの楽しさに差があるかどうかを検討するため、対応のある t 検定を行った。その結果、対象者にとって、デジタル・ツールよりもシリコン製スチームケースの使用の方が有意に楽しいと感じられたことが明らかとなった（$t(1, 24)=2.98, p=0.006$）。

デジタル・ツールとシリコン製スチームケースの食生活改善効果に差があるかどうかを検討するため、対応のある t 検定を行った。その結果、有意差はみられなかった（$t(1, 24)=0.65, p=0.503$）。

以上の結果から、対象者にとってより楽しいのはシリコン製スチームケースを使った調理であるが、デジタル・ツールとシリコン製スチームケースの使用回数や食生活改善効果への期待については差がないことが明らかとなった。

3.4.8　介入後の自由記述例

対象者が事後に作成した本介入に関する自由記述例を、表3-21（デジタル・ツールの使用後）および表3-22（シリコン製スチームケース使用後）に示す。

デジタル・ツールについては、豊富なレシピが評価されている一方で、使いづらさに関する記述がみられた。デジタル・ツールの使いづらさを述べている者のデジタル・ツール使用回数は1回程度と少ないことから、デジタル・ツールがどんなに多機能で優れたものであっても、それになじまず積極的に使用しない、ということが学習の障壁となったと考えられる。

シリコン製スチームケースについては、調理の手軽さが多くの対象者に評価されていた。レシピは、インターネットを介してクックパッドなどのサイトから取得することが多かったようである。レシピをインターネットから対象者が自分でとるのではなく配布した方がよい、という意見もみられた。

表3-21　デジタル・ツール使用後の感想

デジタル・ツールの使用回数：10回
今回使用したDS・ソフト「こはるのDS・うちごはん」は非常に優れた食育教材だと感じた。300品の主食や主菜、副菜のレシピが載っているだけでなく、調理における基本の切り方や調理方法、栄養バランスまで学べるようになっていた。付随して他の教材を用いなくても、このDSソフトだけで十分な食育学習ができるだろう。 調理の基本知識や技術に関しては、分かり易く説明があるだけでなく、確認のテストまでできるようになっていた。さらに、初級、上級といった段階を踏んだテストになっていて、徐々にしっかりと知識・技術を身につけることができそうである。その知識・技術を生かして300ものレシピを作るという応用はさらにそれを定着させるためにとても効果的である。レシピについては食材などから絞り込むことができたり、音声付きで一緒に調理を進めることができたりするなど、誰にとっても使いやすく分かりやすいものであると思われる。音声だけでなく、画面に写真や説明文も載っていた。自分で操作したり、視覚や聴覚から刺激を受けたりと楽しみながら学べると感じた。 私は個人的に盛りつけがあまり得意ではない。しかしこのソフトのレシピは、調理後の写真だけでなく、完成して皿に盛りつけた写真まで載っていたため、それを真似ることで、きれいに盛りつけることができた。盛りつけには感覚やセンスが問われるので、日々の練習が大切であると考える。このソフトのレシピに載っている写真を見ながら盛りつけを繰り返すことで、だん

だんと盛りつけが上手にできるようになるのではないかと推測する。

　また、現状では小学生や中学生など、小さい頃から DS を所持している場合も多いと考えられる。他のゲームソフトと同じように、ゲームのような感覚で食育についても学ぶことができるのではないだろうか。食育学習を始める最初の一歩として最適だと推測する。

　さらに、ルクエと組み合わせて用いれば、より効果的な食育学習になるのではないかと考える。DS のソフトで調理の基礎基本や栄養に関する知識を身につけた上で、ルクエを用いて料理の楽しさや大切さを実践的・体験的に理解することは優れた食育学習となるだろう。

　現在の生活だけでなく、将来にも結びつけていけるような食育学習としてDS ソフト「こはるの DS・うちごはん」は大変優れた教材と考えられる。

デジタル・ツールの使用回数：7回

　DS を使ってみて、意外とレシピが豊富にあり、作ろうという気になった。食材別やカロリー別、主菜、副菜にメニューが分かれていたので、献立を考えやすかったし、栄養バランスの取れた食事を作ることができたと思う。ルクエとは違い、DS はゲーム感覚で料理のことが学べるので、楽しく料理を作ることができるのではないかと思われる。また、料理初心者でも DS は使いやすいと感じた。DS を使った食育学習は一人暮らしをしている大学生にピッタリな教材ではないだろうか。どうしても一人暮らしだと料理が面倒になって、惣菜を買ったり、外食をしたりするが、DS を使うと料理をしてみたくなると思う。料理をするきっかけ作りとして、DS は活用できるのではないかと感じた。今後機会があれば、また DS を利用したい。

デジタル・ツールの使用回数：6回

　私は 2 週間、DS 食育学習をしていて、食についての関心が高まったと思う。DS というゲームにも拘わらず、道具の使い方やさまざまな種類のだし、たくさんの種類のレシピが載っていて、本格的な内容だった。子どもに持たせたら興味をもって取り組むのではないかと思われる。子どもの頃から食に関心を持つことができ、将来の食生活や職業に関わることが可能であると考える。食生活が乱れがちな大学生にもこの DS 食育学習は良いと思う。例えば、初めの 1 週間はこれまでの食習慣を変えずに行ってみて自分の食生活の問題点を把握し、それから改善策を考えて実行すれば、より効果的なのではないかと考える。将来の食生活を考える上で重要な大学生の時期に、食生活の乱れを防止するためにも、より多くの大学生に DS 食育学習について知ってもらいたいし、DS ソフトを使ってもらいたいと思った。

　主婦も家族の健康を管理するという重要な役割を担っているので、この DS ソフトを利用すると良いと思う。DS ソフトには豊富なレシピが載って

いるので、さまざまな料理を作ることが可能になり、「本日のおかず」に対する家族のリクエストにも応えられるようになる。このことが家族の話題になり、家族のコミュニケーションの輪が拡がり、食事の時間が楽しいものになるのではないかと考える。

デジタル・ツールの使用回数：3回

　私はこの「こはるのDSうちごはん」を2週間使用したことで、より自分の食生活を見直すことができ、いかに状況的に良くない食生活を送っていたかということが分かった。まずこのDSのソフトを使う前に、「こはるのDSうちごはん」というソフトがどのようなものなのか知らなかったので、調べるところから始めた。調べてみると、単なるレシピ集ではなく、道具、材料、下ごしらえまで、すべて学ぶことができ、作った料理は「食育日記」に保存して、毎日の「食事バランスガイド」を見返し、健康管理に役立たせることもできる。私が最も役に立ったのは、作った料理を保存する機能であった。何食か作った後に、自分が作った料理を振り返ることで達成感も感じることができると同時に、今後の食事バランスに必要なことを考えて、次の料理を考えることができた。また、このソフトには1日の摂取カロリーの計算やサービング数の管理を行うことができるので、性別や年齢、活動量などによる摂取カロリーの過不足を確認できる。それ故、現在、食の問題となっているメタボリックシンドロームなどの生活習慣病を気にしている人にはとても便利な機能である。前回はルクエを使って、主に調理面の便利さに驚き、学ぶことができたが、今回DSを用いたことで、自分の食生活をデータ化し、数値化することができ、食生活の実態をより分かり易く把握することができた。

　ルクエとDSを一緒に使用すればどうかと考えた。DSで栄養バランスを考慮した料理を考え、その調理法をルクエで作れるようにアレンジして工夫すれば、より充実した食生活を送ることができるのではないかと私は思った。今回、食育学習を通して普段、あまり気を遣うことができていない食生活を改めて見直し、少しでも改善することができたので、非常に自分のためになった。今後も食生活をしっかりと管理して行きたい。

デジタル・ツールの使用回数：2回

　DSの食育ゲームにはたくさんの機能が付いていた。食育日記が付けられる点はとても良いと思った。自分が何を食べたかを把握することは大切であると、この4週間、食事記録を付けてみて分かった。その日食べたものを振り返ると、どんな良いものを食べたかで安心することができたり、体に悪い食事をしたときは、明日は改善しようと思えたりした。300ものメニューの中から、食べたいものを選んでくれて、その作り方まで表示して

くれるのがとても有り難いし、良いと思った。自分でメニューを考えなくても済むのは、とても有り難いと思った。献立まで考えてくれてバランスの良い組み合わせの料理を提案してくれる。しかし、それを一人で作るのはとても手間のかかることであるように思えた。自分は一人暮らしをしているので、一緒に食べる人がいれば、食事を作るけれども、一人で食べるためだけで作るのはとてもおっくうで、作り過ぎることもある。一人分の食事を簡単に作ることができれば、本当に良いのに、と思う。食材はまとめてしか売っていないし、まとめ買いをすると、すぐに腐ってしまうことが多い。一食分のセットなどがあれば、食事を作るという作業も容易であるが、それでは工夫の余地がないかも知れない。自分で献立を考え、食材も揃え、調理し、健康な食事を作ることが理想であると思われる。これを助ける道具として DS は役に立つかも知れないと感じた。

デジタル・ツールの使用回数：2回

　私は7月1日から15日までの期間中、DS を十分に利用することができなかった。平日は何もすることができなかった。土日も、7月5日（土）は昼から外食し、7月6日（日）は二日酔いとアルバイトで過ごした。7月12日（土）13日（日）は旅行に出掛け、自炊することができなかった。DS を使ったのは食事バランスガイドのコマを作ったときぐらいである。多くの人は DS に興味を持っているのかも知れないが、元々ゲームに関心のない私は DS に馴染めなかった。DS を使うことは授業の課題であったが、毎日の予定に追われて、いつの間にか忘れていた。家庭科で大切なのは学んだことを実生活に生かしたり、実生活で挑戦してみることである。実践に移せなかったのは家庭科を専門に学んでいるものとしては不十分であった。7月以前に、ほぼ毎日、野菜や果物を食べる工夫をしていたので、更なる努力、改善をしようと思わなかった。DS を用いなくても、野菜や果物を美味しく食べることができていた。

デジタル・ツールの使用回数：2回

　6月17日から7月1日まで、DS のソフトを使用した食育学習を行った。ソフトの内容はレシピに記載されていると予想していたが、手順や食に関するクイズなど、興味を引くような内容も盛り込まれていた。実際に料理をしながら使ってみると、声に反応して進めてくれるので、使いやすいと感じた。またクイズや豆知識などを読んでみると、分かり易く面白いと感じた。しかしながら私は実家生であるため、普段料理をする機会がなく、休日にしか使うことができなった。一人暮らしの大学生であれば、DS を開いて、料理をする機会があるのではないかと思われる。またソフトの中にある日記を使って、自分がどのくらい食べているのかを記録する機能が付

いているので食生活のバランスを確認することができる。

　今回、私は朝食の改善を目標にしていた。今までの朝ご飯は白ご飯と味噌汁のみ、パンとコーヒーのみ、という具合であった。DS を用いて、朝ご飯に合うような料理を検索した。すると野菜とじゃこを使った料理が出て来たので、少しアレンジして調理を行った。毎日朝食を作ることは難しいと考え、休日のみ DS を使うことにしたが、これだけでも朝食を見直すきっかけになったと感じた。DS を用いたわけではないが、主食に何か一品を付け足そうという考えが生まれた。また朝食をきちんと食べるために早寝早起きを心がけることも大切であると実感した。このことは小学生や中学生においても同様であると思われる。自ら作ることはないかも知れないが、DS ソフトを用いることで食についての関心を高めることができるのではないかと思った。

デジタル・ツールの使用回数：1回

　DS を使うことで食生活を変えることができるのだろうか。結論から言うと、DS を使うことで食生活の改善は見込めないのではないかと思う。確かに持ち運びのしやすい軽い機器であるので、台所に置くことができるであろうし、家以外の場でレシピを見たいという時にも対応することができるであろう。小さいが情報量は膨大であるし、専門的な知識がたくさん詰まっている。しかし、私自身、DS を使用して料理をしてみようという気にはならなかった。これにはいくつかの理由がある。

　まず DS は、小さな画面にたくさんの情報を詰めてはいるが、画面が小さくて見えにくい。レシピとして使用する場合、DS は使用しにくい。また、ソフトには手順毎に作業の内容を写真と音声で説明する機能があるが、料理の作業も人によってまちまちであるので、使いにくい。動画ではなく写真で示すこと、またレシピが 2 人前と 4 人前であることも使いにくさを産んでいる。他にも様々な機能があるが、今ひとつ使いにくい。地産地消のコーナーも説明だけに留まってレシピを載せていない。また、一日ごとに食べたものを入力する機能があるが、立派な料理名ばかりが並んでいて、入力しづらい。このように、DS の食育学習には課題が多い。

デジタル・ツールの使用回数：1回

　DS の内容は、「食育日記」、「料理トレーニング」、「レシピ大百科」である。食育日記は、朝、昼、夜に食べた料理を記録すると、一日の食事栄養バランスを判定することができる。食事バランスガイドで自分が食べたものの栄養バランスを把握することは難しいが、この食育日記は料理を選ぶだけで食事バランスを知ることができるので、簡単でわかりやすいと思った。料理トレーニングでは、調理用具の名前、材料の切り方、材料の名称、調理法などを確認することができる。どれも写真が豊富で、かつ詳しく説明

されているのでわかりやすい。魚の３枚おろしについては、活字による説明だけでなく動画も用意されているので、初心者にもよく分かる。これらの説明を読むだけでも楽しいのだが、定着度を計るテストがあり、４択のクイズ形式で楽しみながら学ぶことができる。「レシピ大百科」には、300種類の料理の作り方があり、調理に必要な道具や材料の分量、作り方が説明されている。これには自分の声に反応して手順を読み上げてくれる音声案内がついているので、DSの操作なしで料理に集中することができる。

　以上のように、DSには長所が多いが、改善すべき点もある。まず料理トレーニングに関しては、魚の三枚おろしに動画があるのはよいが、材料の切り方や調理方法にも動画があればよいと思った。料理が苦手な人や慣れていない人にとっては、活字による説明と写真ではわかりにくい部分がある。これでは紙媒体と同じであるので、動画であるDSの強みを生かすべきであると思う。またレシピ大百科には、主食、主菜、副菜の料理レシピはあるが、デザートや菓子のレシピはない。もちろん、食事においては、主食、主菜、副菜の３つが重要であることには変わりはないが、中にはデザートや菓子から料理に興味を持つ人もいるであろう。そのような人にとっては、DSにあるレシピだけでは不十分であると思う。

　今回、私はDSを開いたが料理をしなかった。レシピを見ていると、作れたらいいなと感じても、作ろうとする意欲がわいてこなかった。意欲がないと行動には移せない。DSには人に料理をしたいと思わせるような工夫がもっと必要と思われる。

表３-22　シリコン製スチームケース使用後の感想

シリコン製スチームケース使用回数：７回
ルクエは食生活をより良くする食育教材として優れていると考える。ルクエを用いると、食材を切って味付けをすれば、後は電子レンジに入れて加熱するだけで簡単に料理が一品出来上がってしまう。実際に使ってみて、その手軽さに驚いただけでなく、油が必要ないという点でも優れていると感じた。 　食育と聞くと、対象が子どもたちだと思ってしまいそうだが、そうではない。生活習慣病などは日々の食生活にも問題があり、どの年代の人にとってもより良い食生活は心身共に健康で豊かな人生を送るために重要である。私はルクエが小学生といった幼い子どもたちよりも、大学生や中年の人々にとって非常に優れた食育教材だと考える。多忙であるために料理をする時間がないとか、料理をする技術・能力がない、といった理由で大学生や中年の、特に男性は料理をしない傾向があると感じる。そういった人たちがルクエで料理をすれば、短時間で簡単に料理はできるのだと感じられるはずである。

また、外食や中食に比べて、安価で体に良い食生活が送れるということを、使い続けるうちに気づくだろう。こうした経験から、自己の食事を見直し、健全な食生活へと繋がる可能性は高いのではないかと考える。もちろん幼い子どもたちにとっても、ルクエは料理の楽しさを知る教材としては有効だと思われる。しかし、料理の基礎や食材の栄養についての知識をほとんど持たない子どもにとっては、ルクエだけでは十分な食育教材とは言えないと考える。ルクエに付随して食品成分表や調理技術の本などの教材を用いれば、知識の少ない子どもたちに適当な食育学習になるのではないだろうか。

　ルクエを用いれば、たくさんの料理を作ることができる。主菜や副菜といったおかずだけでなく、パスタやご飯などの主食も作ることが可能である。簡単に短時間で美味しい料理が作れるということに気づくことは、食生活を改善するきっかけとなるだろう。働くにも勉強するにもエネルギーが必要であり、食生活は人生において非常に重要である。一人で暮らしていたり、家族が外出したりして料理をする必要がある場合、料理は楽しい。健康増進のために料理が大切であると認識することは、料理することへのやる気に繋がる。料理は楽しいと感じることは更なる料理への探究心を育てたり、栄養バランスや調理法など多角的な食への興味を導いたりするだろう。ルクエを用いた手軽な料理は、料理が楽しいと感じるきっかけになるに違いない。このことからルクエは、やはり食育教材として優れていると言える。

シリコン製スチームケース使用回数：5回

　ルクエを使ったのは初めてであった。以前から使ってみたいと思っていたので、今回ルクエを用いて料理をすることはとても楽しかった。ルクエを使うと、時間を短縮することができるし、ガスも節約できるので、メリットはたくさんあると感じた。ヘルシーに食材を調理することができ、とても美味しく食べることができた。また、ルクエは野菜不足解消に役立つのではないかと思った。野菜を切って入れるだけで、鍋で茹でる必要がないので栄養価も高いまま調理することができ、とても良い調理器具だと思う。ルクエ一つで、カレーやピラフ、リゾットなど、さまざまな料理が作れることも魅力的だった。私は一人暮らしをしているため、カレーやシチューなどは一人分作ることが難しいので、作り置きしていた。ルクエなら一人分だけ作ることも可能なため、とても良いと感じた。ルクエを使うと料理が楽しくなるし、かつ栄養も取れるので、健康的に過ごすことができそうである。これからも機会があればルクエを使った生活をして行きたいと思う。

シリコン製スチームケース使用回数：4回

　ルクエを使うことによって、時間を大幅に短縮して料理を行うことができた。ルクエを用いた料理も美味しかったが、やはり鍋を用いた方が美味しい

ものができると感じた。水菜と豚肉の蒸しを作ってみた。材料は水菜、豚肉、ポン酢の３種類だけで、ルクエに水菜と豚肉を入れ、電子レンジで加熱するだけという、とても簡単なものであった。レシピには５分加熱と書かれていましたが、豚肉ということもあり、不安だったので８分加熱した。しっかりと蒸されていて、美味しかった。何よりとても短い時間でできて、鍋を使っていないので食器洗いもそんなに大変ではなく、これなら続けられると思った。今時の大学生はコンビニ弁当やカップラーメンなどを食べていて、食生活が乱れていると言われているが、ルクエを広めることができれば、この問題を少しでも解消することができるのではないかと考えた。コンビニなどで食べ物を購入するより少し時間はかかるが、何より値段が安く済むし、新鮮な食材を食べることができるので、健康的だと思う。大学生は自分のことは自分でしなくてはならないし、勉学等で時間が足りないと思っている人が多いので、ルクエは大学生にとって、とても良いものであると思う。私の個人的な意見だが、主菜などを美味しく作るためには鍋やフライパンを用いた方が良いのではないかと思う。しかし簡単なものを短時間に手軽に作るにはルクエは大変役立つので、私もルクエを購入して料理に生かしていこうと思う。

シリコン製スチームケース使用回数：３回

　ルクエを使ってみて、一番感じたことは、料理が簡便に作れるということである。あまり料理が作れない私には、レシピを見るだけでおっくうな気持ちになり、料理をしたくなくなる。今回、ルクエを使うために、ネットでレシピを検索したところ、たくさんのものが出てきた。しかもレシピの内容が、材料をルクエの中に入れて電子レンジでチンするだけというものが殆どであった。２週間に３回ほどルクエを用いて作ったのは、プレーン蒸しパンヨーグルト入り、ヨーグルト入バナナ蒸しパン、牛乳入きのこリゾットである。蒸しパンは、粉を入れて、ヨーグルトや卵と混ぜてルクエに注ぎ込み、電子レンジで加熱するだけで完成した。量を入れすぎてあふれてしまったり、割れ目ができてしまったりしたが、味はおいしくできた。きのこリゾットは、しめじを食べやすい大きさに切り、コンソメ、牛乳、ご飯をルクエに入れて電子レンジで加熱して完成した。味はとても美味しく、短時間で栄養がとれるものをつくることができた。このように、手軽に乳製品を取り入れた料理を作ることができるルクエは、食事に興味を持たせることができるという点で、食育学習に適していると考える。

シリコン製スチームケース使用回数：３回

　ルクエを使用したのは、１週目土曜日の昼食とおやつ作り、２週目水曜日の夕食づくり、の３回である。平日はほぼアルバイトやサークル活動で時間がつ

ぶれ、自炊をすることがほとんどない。自炊では野菜炒めや肉じゃがのように、簡単ですぐにできるものを作ることが多い。食事の時間帯はいつも夜9時以降が多い。昼はパンとおにぎりとサラダまたは野菜ジュースが多く、野菜の摂取量が極めて少ない。そこで、毎朝、ヨーグルトにハチミツ、バナナ、キイウイなどの果物を摂るようにした。目標として毎食、野菜と果物を摂ることを課していたので、いろいろな形で野菜と果物を食べることは実現できた。

その一方、ルクエをうまく利用することができなかった。3回ルクエを利用したが、ルクエは材料を電子レンジに入れて蒸すだけという簡単なやり方のように思えたが、電子レンジの種類によって蒸す時間を調整する必要があり、レシピ通りにはできなかった。また、ルクエの洗浄にも時間がかかり、普段の料理以上に手間がかかった。

シリコン製スチームケース使用回数：2回

ルクエを貸していただいて、ちょうど2週間が経過した。始まった当初は、これで食生活を改善しようと張り切っていた。ルクエを使って調理を何度か行った。しかし、だんだんと日数が経つと、やる気がなくなってしまった。モチベーションをどのように保つかが、この教材の課題であると思った。ルクエだけを渡されても、やる気が長続きしないと思われる。当初の食生活を改善したいという気持ちを期間中、ずっと持ち続けるためにはレシピも一緒に渡してはどうだろうか。朝、昼、晩にルクエを用いて簡単に作れるレシピ集（1週間分）があれば、時間を見つけ、調理に取り組みたいという気持ちになれるのではないかと感じた。元々調理に興味関心のない人はもっとやる気が続かないだろうし、そのような人にもやる気を起こさせるにはどのようにすれば良いのかと考えなければならないと思った。例えば、その人が好きなメニューを提案し、ルクエで簡単に調理することができれば、やる気も起こるのではないかと思われる。自分で調理することの楽しさを伝えるには、まず調理は難しいという印象を与えてはならないと思われる。そこで、ルクエを用いて電子レンジで簡単な調理を行うことから始めるのが、調理への関心を高める良い方法ではないかと考えられる。そうすることによって、次はルクエを使わない調理にも挑戦したいという気持ちにさせることが大切であると思われる。最終的には食生活を改善することができれば理想的である。

今回、2週間のルクエを用いた食生活改善プログラムに参加してみて感じたことは、クックパッドで調べた通りにルクエで調理をしようとしてもうまく行かないことが多かったということである。記載されている分量を入れ、ふたをして、ルクエを電子レンジに入れ、加熱するのだが、途中でルクエのふたが開き、材料が吹きこぼれてしまうという事態が多々起こり、やる気がそがれる要因にもなった。この点については検討の余地ありと思った。うまく作れたものは量的には少なかったが、味は美味しかった。ル

クエを用いて簡単なカルボナーラを作った。

　以上のように、ルクエを用いた食育学習にはいろいろな利点もあるが、改善すべき点も多々見受けられる。

シリコン製スチームケース使用回数：2回

　7月1日から7月15日まで、ルクエを使用した食育学習を行った。初めてルクエを見たので、どのようにして使うのかとても興味がわいた。しかしながら平日に使うのは難しいので、土日に使用した。インターネットでルクエを検索すると、いろいろなレシピが出て来た。ルクエは時間短縮ができ、簡単に調理ができるのが利点のようだ。使い始める前は蒸すだけで、焼くことはできないのではないかと考えていたが、ケーキを焼いたり、炒め物をしたりすることができることを知り、驚いた。今回、私はルクエを使ってリゾットを作った。ルクエにご飯、タマネギ、卵、だしを入れ、電子レンジで加熱した。とても簡単にリゾットを作ることができた。材料を入れて電子レンジにかけるだけで料理ができるので、これなら忙しい大学生でも手軽で使い易いのではないかと思われた。主婦の場合でも、野菜の下ごしらえなど、時間のかかる作業をルクエによって省くことができるため、とても便利に使えるのではないかと考える。DSの場合は食に関する知識や情報が組み込まれていたが、ルクエの場合は自分で調べなければならない。ここに両者の違いがある。そのため、小学生や中学生が食育学習の目的でルクエを用いることは不適当であるように思われる。よって、ルクエは大学生や主婦など、料理をする機会が常にある人によって用いられるとよいのではないかと考える。

シリコン製スチームケース使用回数：1回

　私はルクエで、チョコブラウニーを作った。これを選んだ理由は、料理が苦手な私でも簡単かつ手軽に作ることができると思ったからである。作り方は次の通りである。まずルクエにブラックチョコレートを割って入れ、マーガリンをのせて電子レンジで3分間温める。次ぎにホットケーキミックス、卵、牛乳を入れ、よく混ぜる。最後に電子レンジで5分温めると出来上がる。外はカリカリで中はふわふわした舌触りのよいチョコブラウニーを作ることができた。ブラックチョコを使用したので、甘すぎることもなく、食べやすい味であった。

　今回ルクエで料理をしてみて、長所と短所が分かった。長所は、ボウルなどの調理道具を使わなくても、ルクエの中に材料を直接入れることができるという点である。そのため、洗い物が少なくてすむという利点がある。また、材料を入れて電子レンジで温めるだけなので、誰でも簡単に料理ができる。一方短所は、ルクエを多用すると、他の調理道具を使う機会が減るので、調理技術の向上が見込めないということである。また、電子レンジに入れて一

回温めてしまうと材料の分量の調節がきかなくなってしまう。このような長所と短所があるルクエは、状況に合わせて上手に使用すべきである。私のように料理が苦手な人にとっては、ルクエを使うことで自分で料理をするきっかけになる。また料理が得意な人にとっても、何か副菜を増やす場合はルクエによる調理は手軽で便利であると思われる。

シリコン製スチームケース使用回数：1回

　私はルクエを使って鮭の醤油バターを作った。調理は本当に簡単で、時間も普通に作るよりかなり短縮されたと思う。味も美味しくでき上がり、下の方の野菜にもしっかり熱が通っていたので問題なく食べることができた。私は実家暮らしをしているため、自炊をする機会が少ない。しかしルクエを使うと、時間があまりない時でも母親の家事を手伝うことができると感じた。一人暮らしをしている学生や男性にとっては、具を切って調味料を入れ、電子レンジのボタンを押すだけでよいので、簡単に自炊を行うことができる。また今までにない調理器具であるため、自ら料理をしようとするモチベーションを与えてくれる。さらに料理をすることの意味や栄養のバランスを取ることの重要性について関心をもつようになると思われる。ルクエを使った授業を中学校や高等学校に取り入れることは非常に効果的であると考える。グループで献立を考えさせ、調理の仕方を生徒に調べさせる。そして栄養のバランスがとれているかどうかを考えさせて、実際に調理実習に入れば生徒の学ぶ意慾も高まるであろう。また、ルクエの利点と欠点、さらには欠点を補うためにはどのような工夫をしたらよいのだろうか、ということも合わせて考えさせることで、生徒の食生活を自らの力でよりよくしていくことができる。外食や間食が多い生徒には、自炊の大切さ、栄養バランスを考えることの大切さを効果的に教えることができる。

　今回、ルクエを実際に使ってみて、便利で使いやすいものであったため、自分用にも一つ欲しいと思った。料理に自信がない人でも、ルクエを使うことで楽しく料理をすることができるのではないかと思う。楽しく、簡単に栄養バランスを考えた料理をすることで、食生活を改善することができるとすれば、とても効果的な道具である。今後もこれを機会に、自らの食生活について見つめていきたい。

3.4.9 【研究2】の総括

　大学生の牛乳・乳製品摂取促進および食生活改善のために、デジタル・ツールとシリコン製スチームケースを使用した自己調整学習による介入

を実施した。その結果、介入後、間食としてヨーグルト摂取をするつもりのない者がヨーグルトを摂取するようになったり、ヨーグルト摂取を習慣にする者が増えるなど、健康的な食生活に向けて食行動が変容する傾向が見られた。食生活改善の手段として、デジタル・ツールとシリコン製スチームケースを使用することに対して、対象者の6～7割は肯定的な見解を示した一方で、デジタル・ツールについては、その使いにくさが行動変容の障壁となった可能性が示唆された。

第5節　本章のまとめ

【研究1】において、牛乳・乳製品摂取状況により、不定愁訴や幸福度、ストレス度に違いがあり、牛乳・乳製品の摂取が習慣化している者は、そうでない者よりも不定愁訴やストレス度が低く、幸福度が高いことが明らかとなった。このことから、特段の疾病を有しない青年期の若者において、牛乳・乳製品摂取をはじめとする食生活が心身のコンディションに影響を与えることが示唆された。これらの知見は、全てのライフステージにおいて、牛乳・乳製品摂取が重要であることを支持するエビデンスの第一歩となると思われる。

【研究2】においては、牛乳・乳製品の摂取に関する食行動変容に焦点を当て、大学生を対象として、デジタル・ツール、シリコン製スチームケース、自己調整学習をベースとした介入を実施した。デジタル・ツールおよび自己調整学習に関しては問題点も明らかになった。本研究で使用したデジタル・ツールの効用と限界を明らかにし、より適切な利用の仕方について考えることが必要である。また自己調整学習においては、間食をヨーグルトに置き換えるといった、工夫次第で改善できるような行動変容目標は比較的達成されやすいが、食生活全体の改善に向けて行動変容を促すことは困難であることが明らかになった。介入においては、自己調整学習だけでなく、適切な支援を行わなければならないことが本研究から示唆された。

註および引用・参考文献

1）柴英里・森敏昭「トランスセオレティカル・モデルにおける行動変容ステージから見た大学生の食生活の実態」,『日本食生活学会誌』, 第20巻, 第1号, 2009, pp.33-41.

2）阿部達夫・筒井末春・難波経彦・西田昴平・加藤義一・野沢彰「不定愁訴症候群の研究」,『精神身体医学』, 第10巻, 第2号, 1970, pp.113-118.

3）柴英里・森敏昭, 前掲書1）, p.37.

4）一般社団法人Jミルク編『牛乳・乳製品の知識　第2版』, 2013, p.24.

5）同上書.

6）同上書.

7）同上書.

8）DeSalvo, B. K. et al., Mortality Prediction with a Single General Self-Rated Health Question. A Meta-Analysis. *Journal of General Internal Medicine*, Vol.21, No.3, 2006, pp.267-275.

9）Steptoe, A., Deaton, A., & Stone, A. A., Subjective wellbeing, health, and ageing. *Lancet*, Vol. 385, 2015, pp.640-648.

10）吉田勉監修・土江節子編『食物と栄養学基礎シリーズ9　栄養教育論』, 学文社, 2013, p.20.

11）柴英理・森敏昭, 前掲書1）, pp.33-41.

12）藤田正・冨田翔子「自己調整学習に及ぼす学習動機および学習方略についての認知の影響」,『教育実践開発研究センター研究紀要』, 第21号, 2012, pp.81-87.

13）http://www.famitsu.com/game/news/1212168_1124.html　（2015年5月10日閲覧）

14）任天堂ホームページ「ハード・ソフト販売実績」
http://www.nintendo.co.jp/ir/sales/hard_soft/　（2015年5月10日閲覧）

15）ニンテンドーDSシリーズには, ニンテンドーDS, ニンテンドーDS Lite, ニンテンドーDSi, ニンテンドーDSi LL, ニンテンドー3DS, ニンテンドー3DS LL等があるが, 図の写真は, ニンテンドーDS Lite。

16）コモリンク「こはるのDSうちごはん。」
http://www.comolink.co.jp/uchigohan/　（2015年5月10日閲覧）

17）Pablo Monsivais, P., Aggarwal, A., & Drewnowski, A., Time Spent on Home Food Preparation and Indicators of Healthy Eating. *American Journal of Preventive Medicine*, Vol.47, No.6, 2014, pp.796-802.

第4章　食行動と疲労・ストレスとの関連性
──実態調査と疲労・ストレス測定──

第1節　現代社会とストレス

4.1.1　現代社会の健康課題としてのストレス

　現代社会はストレス社会であるといわれるが、その表現が象徴するように、多くの人々が過度なストレスにさらされながら生活を送っている。首都圏の15～69歳の男女1000人を対象とした調査では、ストレスを感じる人（「強く感じる」「やや強く感じる」の合計）の割合は、2003年以降、5割前後で推移しており、国民の約2人に1人がストレスを感じながら生活をしていることが示されている[1]。また2008年に内閣府が実施した調査においても、「あなたは日頃、ストレスを感じますか」という質問に対して、「ストレスを感じる」と回答した人（「とてもストレスを感じる」「ややストレスを感じる」と回答した人の合計）が57.5％と過半数を占めていた。年齢層別にストレスを感じると回答した人の割合をみてみると、15～19歳では52.0%、20歳代では64.1%と思春期・青年期においても半数以上が日頃からストレスを感じていることが明らかにされた[2]。

　一方、ストレスと栄養については、例えばn-3（ω-3）系多価不飽和脂肪酸の摂取により、慢性的ストレスによって抑制される脳由来神経栄養因子 BDNF (brain derived neurotrophic factor) の発現レベルを維持・増加させ、ストレス適応能の向上に役立つことなどが報告されている[3]。

　以上を踏まえて、食生活、とりわけ乳・乳製品摂取と現代的健康課題であるストレスとの関連を明らかにすることは、科学的根拠に基づいた食育を目指す上で重要な課題であると思われる。また食育のアウトカム

としてストレス値の変化を測定することにより、食育の効果を心身の健康増進という観点から評価できるのではないかと考えている。

4.1.2 ストレスとは何か

「ストレス」とは何か。ストレスという言葉は日常語として浸透しており頻繁に用いられているが、その語義は曖昧であり、合理的に定義することは難しい[4]。元々は物理的に強い力が加わること、すなわち物に対する力を意味する物理学の用語であったが、20世紀初頭に生理学者のウォルター・B・キャノン(Walter Bradford Cannon)[5]とハンス・セリエ(Hans Selye)[6]によって、医学の世界にストレスの概念がもちこまれた[7]。

セリエは、生体に様々な刺激が加わると、その原因が何であるかには依らず、副腎皮質の肥大、リンパ組織(胸腺、リンパ節)の萎縮、胃腸の内壁の出血・潰瘍化といった共通する非特異的な生体反応を生じることを見出した[8]。そして「ストレスとは、生体に作用する外部からの刺激(ストレッサー)に対して生じる全身性の非特異的反応の総称である」と定義した[9]。例えば、人間は厳しい環境にさらされると、はじめはそこに何とか順応しようとするが、徐々に耐えきれなくなり、最終的に病気になってしまう。このときの「厳しい環境」を「ストレッサー」、何とか順応しようとしている状態を「ストレス状態(ストレス反応)」、そしてその結果生じてしまう病気を「汎適応症候群」としたのである[10]。さらに時代が下ると、ストレッサーによるストレス反応が引き起こされる過程に、自律神経系、内分泌系、免疫系、中枢神経系が関与していることが明らかにされていった[11]。ストレスの生理的モデルを図4−1に示した[12]。

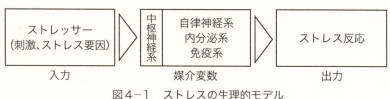

図4−1 ストレスの生理的モデル

1967年には、ホームズ（Thomas H. Holmes）とレイ（Richard H. Rahe）が社会的再適応評価尺度を発表した。これによると、生活環境の変化、すなわちライフイベント（life event）を、種々の病気が発症する前における心理社会的ストレス要因として客観的な方法で評価することができるとされている[13]。このように平均的なアメリカ国民を対象としてストレス強度の標準化が試みられた。

　1980年代になると、心理学者リチャード・S・ラザルス（Richard S. Lazarus）が、ライフイベントよりも日常生活における些細な苛立ちごと、デイリーハッスルズ（daily hassles）のほうがストレスへの影響が大きいことや主観的な認知の重要性を実証的に示した[14]。ラザルスは、脅威に対する反応には個人差があることを強調し、ストレスとは「要求を個人が動員可能な個人的、社会的資源を超えたと受け止めた時にその人が感じる状態」とした[15]。これは、セリエの説に「人間と環境（周りに存在しているモノ、物質、ヒト）との相互作用（関係）」を加えたものであり[16]、ストレッサーによるストレス反応過程における環境と個人の双方向的な関係（トランスアクション）の影響を重視している。ラザルスとスーザン・フォルクマン（Susan Folkman）は、日常的に起こる些細な出来事もストレッサーとなりうることを指摘し、ある出来事がストレッサーになるかどうかは、個人がその出来事をどのように捉え（認知的評価）、どう対処するか（コーピング、ストレス対処）が大きくかかわると考えた[17]。

　図4-2に示すように、ストレスとは、人がストレッサーに直面した際、それまでの経験や自分の能力、価値観などをもとにストレッサーの

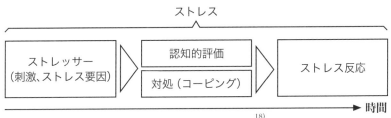

図4-2　ストレスの概要[18]

強さや解決困難性などを評価し、その結果として心理面や身体面において、不安、うつ状態、睡眠障害、自律神経症状などのストレス反応を起こすという、一連のプロセスを説明する構成概念であるといえる。[19)20)]

4.1.3 ストレッサー、ストレス反応、ストレス関連疾患

永田による、ストレッサー、ストレス反応、ストレス関連疾患の概要を図4-3に示した。

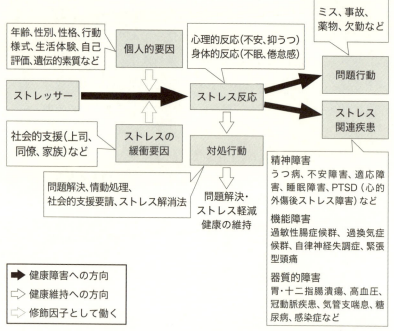

図4-3　ストレッサー、ストレス反応、ストレス関連疾患の発症（永田より引用[21)]）

喜多村は、ストレッサーになりうるとして次のものを挙げている。[22)]

細胞レベル：異常温度（高温、低温）、高圧、電磁波（光、紫外線、放射線など）、異常水素イオン濃度（pH）、活性酸素、低酸素、飢餓（低栄養）、有害物質全般（薬物、重金属イオンなど）、感染（細菌、ウイルス）。

個体レベル：異常温度（高温、低温）、高圧、電磁波（光、紫外線、放射線など）、騒音、電気ショック、痛み（痛覚刺激）、低酸素、飢餓（低血糖、低栄養）、有害物質全般（薬物、重金属イオンなど）、感染（細菌、ウイルス）、循環不全（大量出血、虚血状態）、拘束、暴力、虐待、外傷、手術、精神的緊張、精神的苦痛、戦争、貧困、社会不安など。

　ストレッサー・ストレスの分類区分としては、上述の「細胞−個体レベル」といった作用対象レベルでの分類以外に、「物理的−化学的−生物学的−心理社会的ストレッサー（ストレス）」といった起因別の分類や、「良いストレス(eustress)−悪いストレス(distress)」といった我々にとっての有益性による分類、「急性−慢性ストレス」といったストレス暴露時間の長さによる分類などがある。

第2節　ストレス時の食嗜好および食行動に関する実態調査【研究1】

4.2.1　研究の構成

　過度なストレスが加わり、個人の適応力を超えてしまうと、様々なストレス反応や、問題行動、ストレス関連疾患が引き起こされる。また病気の発症に至るほどではなくとも、ストレスによって身体的・精神的パフォーマンスの低下などにつながる恐れがある。食生活とストレスの関連について明らかにし、ストレス軽減やストレス対処、ストレス耐性といった抗ストレスにおける食生活の役割が示されれば、現代社会の健康問題改善に大きく寄与する可能性がある。また食生活とストレスに関するエビデンスが示されれば、科学的根拠に基づいた食育プログラムの開発や評価に適用することができるのではないかと考え、本研究を実施した。

　研究は2部構成であり、大学生のストレス時における食嗜好および食行動の実態調査を【研究1】とした。次いで、疲労・ストレス測定システムを導入して食と健康との関連性にアプローチした実証調査を【研究2】とした。

4.2.2 実態調査の目的

健全な食生活を志向するうえで、食事の選択や食行動に影響を及ぼす要因を解明することは重要である。ストレスは摂食行動に影響を与え、食物摂取量の増減が引き起こされることが多方面から指摘されている。[23] またストレスが中枢報酬系とのインタラクションを介して、高カロリーなおいしい (palatable) 食物を食べる傾向を強めるという報告もある。[24]

ストレスが食品選択や食行動にどのような影響を与えているかを明らかにすることにより、ストレス社会における食生活の課題を浮き彫りにすることができると考えられる。そこで、【研究1】では、ストレス状況下において、ヒトの食行動にどのような変化が起こりうるのかを実態調査を通して明らかにし、ストレスが食品選択・食行動に及ぼす影響と問題点について追究することを目的とした。また疲労時の食品選択・食行動についても実態調査を実施し、ストレス時との比較を行うこととした。

4.2.3 調査対象および方法

2015年5月〜7月に、大学生317名（男性188名、女性129名）に対して自記入式質問紙調査を実施した。その質問紙項目について表4－1に示した。

表4-1　研究1の質問紙項目

ストレス時における食行動の変化に関する項目	食事量に関する項目（「1 少なくなる」「2 やや少なくなる」「3 変わらない」「4 やや多くなる」「5 多くなる」の5件法）
	間食量に関する項目（「1 少なくなる」「2 やや少なくなる」「3 変わらない」「4 やや多くなる」「5 多くなる」の5件法。ただし「間食をしない」場合を除く）
	ストレス時に特に食べたくなるもの（自由記述形式）
疲労時における食行動の変化に関する項目	食事量に関する項目（「1 少なくなる」「2 やや少なくなる」「3 変わらない」「4 やや多くなる」「5 多くなる」の5件法）
	間食量に関する項目（「1 少なくなる」「2 やや少なくなる」「3 変わらない」「4 やや多くなる」「5 多くなる」の5件法。ただし「間食をしない」場合を除く）
	疲労時に特に食べたくなるもの（自由記述形式）
その他	好きな食べ物（自由記述形式）

4.2.4　ストレス時における食行動の変化に関する質問項目

　ストレスを感じている時の食行動について、いつもより食事の量が「1少なくなる」「2やや少なくなる」「3変わらない」「4やや多くなる」「5多くなる」の5件法で尋ねた。また間食については普段から間食をしない者以外に対して、いつもより間食の量が「1少なくなる」「2やや少なくなる」「3変わらない」「4やや多くなる」「5多くなる」の5件法で回答を求めた。さらにストレス時に特に食べたくなるものについて自由記述形式で回答を求めた。

4.2.5　疲労時における食行動の変化に関する質問項目

　ストレス時と同様に、疲労を感じている時の食行動について、いつもより食事の量が「1少なくなる」「2やや少なくなる」「3変わらない」「4やや多くなる」「5多くなる」の5件法で尋ねた。また間食については普段から間食をしない者以外に対して、いつもより間食の量が「1少なくなる」「2やや少なくなる」「3変わらない」「4やや多くなる」「5多くなる」の5件法で回答を求めた。さらに疲労時に特に食べたくなるものについて自由記述形式で回答を求めた。

4.2.6　好きな食べ物についての自由記述

　好きな食べ物（料理・菓子類等も含む）について自由記述形式で回答を求めた。

4.2.7　分析方法

　統計解析には、SPSS Statistics 21（IBM社）を用いた。自由記述の分析には、KH Coder（開発者：樋口耕一）を用いて、計量テキスト分析を行った。欠損値は分析ごとに除外した。

第3節 【研究1】の結果および考察

4.3.1 ストレス時および疲労時における食事の量的変化

　ストレス時における食事の量的変化の結果を表4-2に示した。ストレス時に食事の量が、変化しない者の割合は35.4%であり、少なくなる傾向にある者の割合（「少なくなる」「やや少なくなる」と回答した者の割合の合計）は25.9%、多くなる傾向にある者の割合（「多くなる」「やや多くなる」と回答した者の割合の合計）は38.7%であった。このことから、全体の6割以上の者がストレス時に食事量が変化することが明らかとなった

　ストレス時における間食の量的変化の結果を表4-3に示した。ストレス時に間食の量が、変化しない者の割合は44.0%であり、少なくな

表4-2　ストレス時における食事の量的変化

食事量	性別		合計
	男性	女性	
少なくなる	13 （8.2%）	9 （7.8%）	22 （8.0%）
やや少なくなる	30 (19.0%)	19 (16.4%)	49 (17.9%)
変わらない	69 (43.7%)	28 (24.1%)	97 (35.4%)
やや多くなる	32 (20.3%)	45 (38.8%)	77 (28.1%)
多くなる	14 （8.9%）	15 (12.9%)	29 (10.6%)
合　計	158 (100%)	116 (100%)	274 (100%)

数値は人数

表4-3　ストレス時における間食の量的変化

間食量	性別		合計
	男性	女性	
少なくなる	8 （5.3%）	5 （4.6%）	13 （5.0%）
やや少なくなる	7 （4.7%）	3 （2.8%）	10 （3.9%）
変わらない	83 (55.3%)	31 (28.4%)	114 (44.0%)
やや多くなる	45 (30.0%)	50 (45.9%)	95 (36.7%)
多くなる	7 （4.7%）	20 (18.3%)	27 (10.4%)
合　計	150 (100%)	109 (100%)	259 (100%)

数値は人数

表4-4　ストレス時における食事と間食の量的変化の相関
（Pearson の積率相関係数：r）

	ストレス時の間食の量的変化
ストレス時の食事の量的変化	0.598**

N=259, **:p<0.01.

表4-5　疲労時における食事の量的変化

食事量	性別		合計
	男性	女性	
少なくなる	23（14.6%）	21（18.4%）	44（16.2%）
やや少なくなる	55（35.0%）	38（33.3%）	93（34.3%）
変わらない	52（33.1%）	26（22.8%）	78（28.8%）
やや多くなる	21（13.4%）	25（21.9%）	46（17.0%）
多くなる	6　（3.8%）	4　（3.5%）	10　（3.7%）
合　計	157（100%）	114（100%）	271（100%）

数値は人数

る傾向にある者の割合（「少なくなる」「やや少なくなる」と回答した者の割合の合計）は8.9%、多くなる傾向にある者の割合（「多くなる」「やや多くなる」と回答した者の割合の合計）は47.1%であった。このことから、全体の5割以上の者がストレス時に間食量が変化することが明らかとなり、特に間食量が増加する者が半数近くいることが示された。

　ストレス時における食事の量的変化と間食の量的変化の関連をみるために、Pearson の積率相関係数を求めた。その結果を表4-4に示した。ストレス時における食事量と間食量との間には、有意な正の相関がみられた（r=0.598, p<0.01）。このことから、ストレス時に食事量が少なくなる者は間食量も少なくなる傾向にあるのに対して、食事量が多くなる者は間食量も多くなる傾向にあることが示唆された。

　疲労時における食事の量的変化の結果を表4-5に示した。疲労時に食事の量が、変化しない者の割合は28.8%であり、少なくなる傾向にある者の割合（「少なくなる」「やや少なくなる」と回答した者の割合の合計）は50.5%、多くなる傾向にある者の割合（「多くなる」「やや多く

表4−6　疲労時における間食の量的変化

間食量	性別		合計
	男性	女性	
少なくなる	24(16.1%)	15(13.9%)	39(15.2%)
やや少なくなる	24(16.1%)	21(19.4%)	45(17.5%)
変わらない	75(50.3%)	37(34.3%)	112(34.3%)
やや多くなる	25(16.8%)	31(28.7%)	56(21.8%)
多くなる	1 (0.7%)	4 (3.7%)	5 (1.9%)
合計	149 (100%)	108 (100%)	257 (100%)

数値は人数

表4−7　疲労時における食事と間食の量的変化の相関 (Pearson の積率相関係数:r)

	疲労時の間食の量的変化
疲労時の食事の量的変化	0.552**

N=257, **:$p<0.01$.

なる」と回答した者の割合の合計) は 20.7% であった。このことから、全体の 7 割以上の者が疲労時に食事量が変化することが明らかとなり、特に食事量が減少する者が半数程度いることが示された。

　疲労時における間食の量的変化の結果を表4−6に示した。疲労時に間食の量が、変化しない者の割合は 43.6% であり、少なくなる傾向にある者の割合 (「少なくなる」「やや少なくなる」と回答した者の割合の合計) は 32.7%、多くなる傾向にある者の割合 (「多くなる」「やや多くなる」と回答した者の割合の合計) は 23.7% であった。このことから、全体の 5 割以上の者が疲労時に間食量が変化することが明らかとなり、間食量が増加する者の割合よりも減少する者の割合のほうが高いことが示された。

　疲労時における食事の量的変化と間食の量的変化の関連をみるために、Pearson の積率相関係数を求めた。その結果を表4−7に示した。疲労時における食事量と間食量との間には、有意な正の相関がみられた (r=0.598, $p<0.01$)。このことから、疲労時に食事量が少なくなる者は間食量も少なくなる傾向にあるのに対して、食事量が多くなる者は間食量も多くなる傾向にあることが示唆された。

以上の結果から、ストレス時および疲労時において食事量と間食量の間には有意な正の相関関係があることが明らかとなった。すなわちストレス時や疲労時における個人内の食事と間食の量的変化は一致する傾向にあることが示された。ストレス時には食事・間食摂取量が多くなる者の割合が少なくなる者の割合を上回った一方で、疲労時には食事・間食摂取量が少なくなる者の割合が多くなる者の割合を上回った。

４.３.２　ストレス時および疲労時における食の質的変化と好きな食べ物

　ストレス時に食べたくなるものについて、自由に記述させた。回答数が３以上あった食品・料理名とその度数を表４-８に示した。ストレス時に食べたくなる食品として多く挙げられたもの（１〜６位まで）は、チョコレート（$n=62$）、甘い物（$n=38$）、アイスクリーム（$n=18$）、肉類（$n=17$）、ポテトチップス（$n=10$）、ご飯（$n=9$）であった。

　疲労時に食べたくなるものについての自由記述において、回答数が３以上あった食品・料理名とその度数を表４-９に示した。疲労時に食べたくなる食品として多く挙げられたもの（１〜６位まで）は、甘い物（$n=50$）、チョコレート（$n=33$）、アイスクリーム（$n=20$）、肉類（$n=15$）、梅干し（$n=8$）、うどん・あっさりしたもの（$n=6$）であった。

　好きな食べ物についての自由記述において、回答数が３以上あった食品・料理名とその度数を表４-10に示した。好きな食べ物として多く挙げられたもの（１〜６位まで）は、チョコレート（$n=43$）、唐揚げ（$n=23$）、アイスクリーム（$n=22$）、オムライス（$n=20$）、ラーメン（$n=21$）、肉類（$n=17$）であった。

　自由記述の数（複数回答あり）は、ストレス時に食べたくなるもの$N=303$、疲労時に食べたくなるもの$N=272$、好きな食べ物$N=582$であった。好きな食べ物に関する記述数が最も多く、大学生の嗜好性の幅広さが示されたといえる。

表4-8　ストレス時に食べたくなるもの
（自由記述にて回答数が3以上）

食品・料理名	度数
チョコレート	62
甘い物	38
アイスクリーム	18
肉類	17
ポテトチップス	10
ご飯	9
菓子類	8
油っこいもの	6
ラーメン	6
ケーキ	6
揚げ物	5
スナック菓子	4
果物	4
ゼリー	4
焼肉	3
唐揚げ	3
味が濃いもの	3
酒	3
梅干	3
スルメ	3
パン	3
炭酸飲料	3
炭水化物	3
うどん	3

N=303（複数回答）

表4-9　疲労時に食べたくなるもの
（自由記述にて回答数が3以上）

食品・料理名	度数
甘い物	50
チョコレート	33
アイスクリーム	20
肉類	15
梅干	8
うどん	6
あっさりしたもの	6
ご飯	5
冷たいもの	5
ゼリー	5
焼肉	4
すっぱいもの	4
ヨーグルト	4
唐揚げ	4
サラダ	4
豆腐	3
そうめん	3
ラーメン	3
麺類	3
シュークリーム	3
さっぱりしたもの	3

N=272（複数回答）

4.3.3　ストレス時や疲労時に食べたくなるものと好きな食べ物との対応分析

　ストレス時に食べたくなるもの、疲労時に食べたくなるもの、好きな食べ物にはどのような特徴があるのかを明らかにするため、KH Coder を用いて対応分析を行った。その結果を図4-4に示した。なお KH Coder による対応分析図では、原点（図4-4中の●で示した箇所）付近には特徴の

表4-10　好きな食べ物（自由記述で回答数が3以上）

食品・料理名	度数	食品・料理名	度数
チョコレート	43	辛いもの	4
唐揚げ	23	コロッケ	4
アイスクリーム	22	お好み焼き	4
オムライス	21	シュークリーム	4
ラーメン	20	みかん	4
肉類	17	ヨーグルト	4
寿司	15	サツマイモ	4
カレー	14	和食	4
ご飯	12	餃子	4
焼肉	10	中華料理	3
うどん	10	鍋	3
魚類	9	じゃがりこ	3
果物	9	かたあげポテト	3
甘い物	8	野菜	3
ケーキ	8	グミ	3
鶏肉	7	ポテトチップス	3
チーズ	7	鮭	3
納豆	7	チキン南蛮	3
ハンバーグ	7	焼き魚	3
刺身	7	たこ焼き	3
麺類	6	キムチ	3
パン	6	クッキー	3
パスタ	5	和菓子	3
揚げ物	5	肉料理	3
親子丼	5	あんこ	3
そば	5	菓子類	3
トマト	5	魚の煮付け	3
豆腐	5	豚肉	3
ゼリー	4		

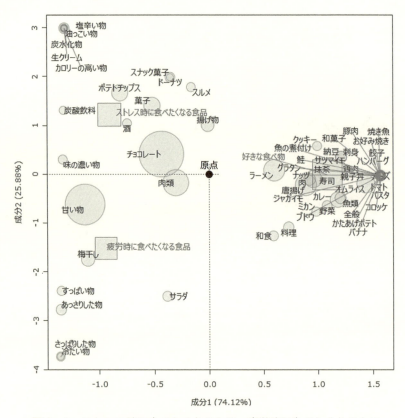

図4-4　ストレス時に食べたくなるもの・疲労時に食べたくなるもの・好きな食べ物の対応分析結果

ない食品・料理名が集まり、原点から見て■のある方向に原点から離れている食品・料理名ほど、■に特徴的なものである。例えば、「ストレス時に食べたくなる食品」の場合、図4-4の左上に行くほど、ストレス時に特に食べたくなる食品・料理であることを意味している。また食品・料理名に付随するバブル（図4-4中の●）の大きさは度数の大きさを表している。

対応分析結果より、チョコレートや肉類は、ストレス時にも疲労時にもよく食べられ、好きな食べ物としてもよく挙げられていることが示された。ストレス時に特に食べたくなるものとしては、「塩辛い物」「油っこい物」「炭水化物」「生クリーム」「カロリーの高い物」などが特徴的で

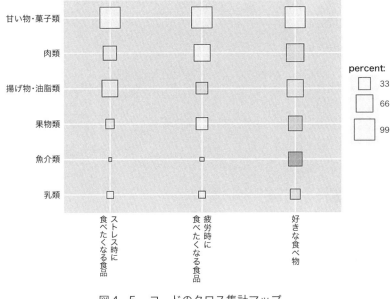

図4-5　コードのクロス集計マップ

あることが示された。すなわち、ストレス時には、高脂質、高糖質、高塩分な食物摂取要求が高まることが示唆された。一方、疲労時に特に食べたくなるものとしては、「冷たい物」「さっぱりした物」「あっさりした物」「すっぱい物」への食物摂取要求が高まることが明らかとなった。

ストレス時や疲労時においてどのような食物摂取要求が高まるかについて、さらに詳しい傾向をみるために、自由記述に記された食品・料理を「甘い物・菓子類」、「ご飯・パン・麺類」、「揚げ物・油脂類」、「肉類」、「魚介類」、「果物類」、「乳類」の7区分に分類・コーディングし、KH Coder を用いてコードのクロス集計マップを作成した。その結果を図4-5に示した。

各コードに含まれる食品・料理は以下のとおりである。

甘い物・菓子類：チョコレート、甘い物、菓子類、アイスクリーム、ケーキ、クッキー、菓子パン、饅頭などの和菓子、エクレアなどの洋菓子、ミルクティーなどの甘い飲み物など。

ご飯・パン・麺類：ご飯、パン、パスタなどの炭水化物、オムライスなどの料理、うどん、ラーメンなどの麺類、カップ麺、親子丼、牛丼など、寿司など。

揚げ物・油脂類：唐揚げ、天ぷらなどの揚げ物、フライドポテト、ポテトチップス、じゃがりこなどのスナック菓子、油っこいものなど。

肉類：牛肉、豚肉、鶏肉、焼肉、焼鳥、ハンバーグ等の肉料理など。

魚介類：鮭、鯖など、刺身、煮付け、焼き魚、魚料理、海老等の魚介類など。

乳類：ヨーグルト、チーズ、乳製品など

図4-5が示すように、「甘い物・菓子類」コードは、ストレス時に食べたくなるもの、疲労時に食べたくなるもの、好きな食べ物のいずれにおいても、最も多く出現していた。好きな食べ物では、各コードがまんべんなく出現しているが、「魚介類」コード、「果物類」コード、「乳類」コードは、ストレス時や疲労時において出現数が減少することが明らかとなった。なお「ご飯・パン・麺類」コードは度数が少なかったためか、クロス集計表にプロットされなかった。

4.3.4 【研究1】の総括

【研究1】より、ストレス時や疲労時における食物摂取の量的変化および質的変化が明らかとなった。

ストレスに暴露された際、4割前後の者は食べる量が増え、しかも脂質、糖質、食塩の多く含まれる食物を摂取したくなる傾向にあることが示唆された。特に脂質、糖質が多く含まれるような食物は、ヒトが生得的・本能的においしいと感じる味を強く感じさせるものでもある。

一方、疲労時には食事量が減少する者が半数程度おり、あっさり・さっぱりした物や酸味を感じさせる食べ物が好まれることが明らかとなった。

牛乳・乳製品や果物、魚介類などについては、好きな食べ物であって

も、ストレス時や疲労時において食べたくはならず、ストレス・疲労によって食事バランスが悪くなる可能性が示唆された。

　以上を踏まえると、ストレスや疲労は我々の食物摂取に影響を及ぼしており、ストレスは、過食やエネルギー摂取過多、食塩摂取過多を誘発し、食事バランスを悪化させることで、肥満や高血圧といった生活習慣病につながる可能性が示唆された。

第4節　「疲労・ストレス測定システム」を導入した食とストレスとの関連についての調査【研究2】

4.4.1　ストレスの評価法

　ストレス評価法は、主観的なものと客観的なものとに大別できる。主観的なストレス評価法としては心理学的評価法があり、客観的なストレス評価法には、生理学的評価法や生化学的評価法がある。田中・脇田による代表的なストレス評価法を表4-11に示した。[25]

4.4.2　ストレスと疲労

　一般に、疲労は「身体的あるいは精神的負荷を連続して与えられたときに観られる一時的な身体及び精神的なパフォーマンスの低下現象」を伴うとされている。[26]ここでの「身体及び精神的なパフォーマンスの低下」とは、「身体的及び精神的作業能力の質的あるいは量的な低下」を意味する。一方で、「身体的あるいは精神的負荷」は、「ストレス」と言い換えることができる。すなわち、ストレスは生体への刺激の一種であり、疲労はストレスなど生体に対する身体的・精神的負荷が過度の場合に生じる、病的不快感や休養への欲求を伴う身体・精神機能の減退といった生体の反応（応答）であるといえる。[27]

　疲労は、痛みや発熱とともに、生体の3大アラームであるといわれている。田中・脇田の挙げた疲労のバイオマーカー候補を表4-12に示した。[28]

表4-11　代表的なストレス評価法（田中・脇田より引用）

分類	検査項目	測定・評価内容
心理学的評価法	精神健康調査 (general health questionnaire; GHQ)	身体的症状、不安と不眠、社会的活動障害、うつ傾向など
	気分プロフィール検査 (profile of mood states; POMS)	気分状態（緊張・抑うつ・怒り・活気・疲労・混乱の6因子）
	うつ病自己評価尺度 (self-rating depression scale; SDS)	うつ傾向
	状態・特性不安検査 (state-trait anxiety inventory; STAI)	不安状態
	職業性簡易ストレス調査票	仕事のストレス要因、ストレス反応、修飾要因など
	ライフイベント調査	日常生活の出来事によるストレスの原因とその度合い
生理学的評価法	脳波（α波）	リラックス度
	心拍数変動（心拍数のゆらぎ）	自律神経活動（交感神経と副交感神経のバランス）
	加速度脈波	自律神経機能
	光トポグラフィー	大脳皮質の血流の変化
生化学的評価法	血液検査　カテコールアミン	交感神経活動
	血液検査　コルチゾール	ホルモン分泌量
	血液検査　デヒドロエピアンドロステロン硫酸抱合体 (DHEA-S)	
	血液検査　NK細胞活性	免疫能
	血液検査　T細胞系表面マーカー	
	血液検査　サイトカイン類	
	尿検査　カテコールアミンおよび代謝物質	交感神経活動
	尿検査　17-KS-S/17-OHCS比	代謝産物による生体の修復・摩損のバランス
	尿検査　8-ヒドロキシデオキシグアノシン (8-OHdG)、8-イソプロスタン	DNA損傷
	唾液検査　コルチゾール	ホルモン分泌量
	唾液検査　アミラーゼ活性	交感神経活動
	唾液検査　クロモグラニンA	
	唾液検査　イムノグロブリンA	免疫能
	唾液検査　ヒトヘルペスウイルス6型活性	

表4-12　疲労バイオマーカーの候補（田中・脇田より引用）

分類	バイオマーカー	検体
酸化ストレス指標	8-ヒドロキシデオキシグアノシン	血液、尿
	8-イソプロスタン	血液、尿
	過酸化水素	尿
自律神経系指標	アミラーゼ活性	唾液
	バニルマンデル酸	尿
	ホモバニリン酸	
	α-MSH	血液
免疫系指標	ヒトヘルペスウイルス6型活性（再活性化）	唾液
	TGF-β	血液
代謝系指標	アシルカルニチン	血液
	アミノ酸等（メタボローム解析）	

4.4.3　ストレスによる疲労と食育

　抗疲労・疲労回復において重要な栄養素として、ビタミンB₁、α-リポ酸、パントテン酸、L-カルニチン、クエン酸、コエンザイムQ10、イミダゾールペプチドなどが注目されている[29]。栄養バランスのとれた食生活は抗疲労・疲労回復において重要な役割を果たす可能性がある。

　倉恒（2008）によると、一般地域住民の3分の1の人々が半年以上続く慢性的な疲労を感じており、その半数近くが日常生活や社会生活に何らかの支障をきたしている[30]。また疲労が意欲低下や認知機能低下につながる可能性も指摘されている[31]。我々の日常生活における様々なストレスの延長線上に疲労があるとすると、ストレスや疲労と食生活との関連を明らかにすることにより、心身の健康増進はもちろん、学習意欲や学習成果向上に寄与する可能性がある。

　食育において疲労やストレスを可視化することにより、対象者が自身の健康状態を知ったり、食生活改善の効果を対象者にフィードバックすることができる。また科学的な根拠に基づいた食育の評価にも適用できるのではないかと考えた。

4.4.4 ストレスおよび疲労の定量化：主観的計測と客観的計測

ストレスや疲労を定量化する手法としては、質問紙などによる主観的計測と、バイオマーカーなどによる客観的計測がある。質問紙などによる主観的計測は、簡便で費用も高くないのが特徴である。しかし、自分ではストレスがたまっていないと思っていてもストレスが蓄積している場合があるなど、主観的計測だけではストレスや疲労の実態を把握しきれない可能性がある。一方で、バイオマーカーなどを利用した客観的計測の場合、本人が気づいていないストレスや疲労を発見できる反面、費用が高かったり測定結果が出るまでに時間がかかることもある。そこで注目したのが、以下に述べる「疲労・ストレス測定システム」である。

4.4.5 「疲労・ストレス測定システム」の概要および特徴

「疲労・ストレスを数値として見える化するシステム」として株式会社日立システムズが販売する「疲労・ストレス測定システム」は、心電波と脈波から自律神経の状態を測定し、疲労の度合いやストレスの傾向を簡便に数値化することのできる機器・システムである[32)33)]。図4-6に示す自律神経測定器に両指を入れることにより、脈波（PPG）と心電波（ECG）を同時に測定することができ、その結果から心拍変動を解析して疲労・ストレスの評価基準である自律神経のバランスと自律神経機能年齢を表示する[34)]。なお自律神経測定器は、重量約280g弱のポータブルな測定端末機器であり、単三電池2本で作動する。測定された脈波と心電波の心拍変動はBluetoothでパソコンに送られ、パソコンで周波数解析が行われて測定結果が表示される。

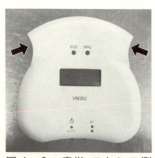

図4-6 疲労・ストレス測定システムの自律神経測定器（日立システムズ）

使用方法は次の通りである。被測定者は、椅子に腰かけて安静にした状態から

自律神経測定器（図4−6）を両手に持ち、左右の人差し指をセンサー部分（図の矢印（➡）部分）に入れる。被測定者に目を閉じてもらった状態で測定を開始する。所要時間は2分〜3分程度であり、測定データはパソコンで解析・登録され、即座に結果が表示される。

　図4−7に示されているように、出力されるデータとしては以下のものが含まれる。なおCCVTP、LF、HFといった用語については表4−13に示した。

　　基本情報・測定情報：被測定者の測定当時の情報（名前、年齢、性別）、測定年月日、測定時間。

　　自律神経機能年齢データ：測定時の自律神経機能年齢として、CCVTP値と機能年齢（歳相当）など。

　　交感・副交感神経データ：交感神経の働き（LF値）と副交感神経の働き（HF値）およびそれらのバランス（LF/HF値）など。

　　評価データ：測定時の自律神経状態のトータル判定結果（「正常」「注意」「要注意」の3段階で自律神経を総合評価）、改善のためのアドバイスなど。

4.4.6　【研究2】の目的

　上述の「疲労・ストレス測定システム」（（株）日立システムズ）は、5つのストレス、すなわち職場や家庭での人間関係や仕事のプレッシャーなどの「精神的ストレス」、長時間の労働やスポーツの過度なトレーニングなどの「身体的ストレス」、紫外線や騒音、暑さ・寒さ、不快な湿度などの「物理的ストレス」、住宅の建材に含まれる化学物質や野菜の残留農薬などの「化学的ストレス」、風邪やインフルエンザを引き起こすウイルス、細菌、寄生虫などの「生物学的ストレス」が複合して疲労発生のきっかけとなるとしており、種々のストレスに起因する疲労を簡便かつ客観的に定量化することができる。そこで質問紙調査とあわせて疲労・ストレス測定システムを導入することにより、ストレスや疲労と食生活との関連を明らかにすることを研究目的とした。

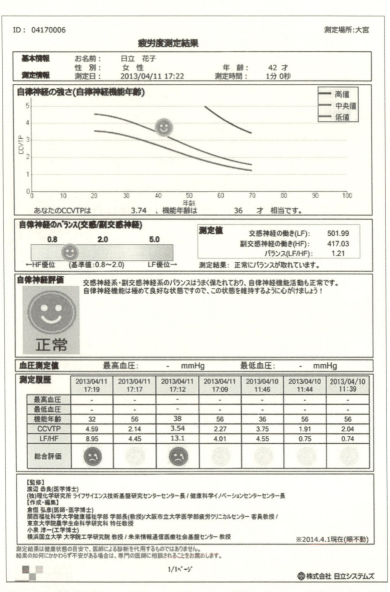

図4-7 「疲労・ストレス測定システム」による疲労・ストレスの出力データシート
（日立システムズHP[35]）より）

表4-13　CCVTP、LF、HF などについて（疲労科学研究所 HP をもとに作成）[36]

CCVTP	自律神経機能の活動量を示す指標。LF と HF の総和を、測定時間中の心拍数で補正した値。加齢に伴い数値は減少する。
LF（Low Frequency）	心拍変動のスペクトル解析から得られるパワー値を 0.04 ～ 0.15Hz の低周波帯で積分したもの。交感神経機能を反映。
HF（High Frequency）	心拍変動のスペクトル解析から得られるパワー値を 0.15 ～ 0.40Hz の高周波帯で積分したもの。副交感神経機能を反映。
LF/HF	交感神経と副交感神経のバランスを表す。LF/HF の基準値は「0.8 ～ 2.0」とされ、この値が「0.8 以下」であれば「休息状態」、「0.8 以上 2.0 以下」であれば「正常」、「2.0 以上 5.0 以下」であれば「軽度の過緊張状態」、「5.0 以上」であれば「過緊張状態」と判定される。

4.4.7　調査対象および方法

　2016 年 1 月から大学生 35 名（男性 7 名、女性 28 名）に対して、自記入式質問紙調査および「疲労・ストレス測定システム」による疲労度測定を実施した。

　質問項目については、表 4-14 に示したとおりである。

表4-14　研究 2 の質問項目

変容ステージに関する項目	牛乳・乳製品摂取に関する変容ステージ（「1 前熟考ステージ」「2 熟考ステージ」「3 準備ステージ」「4 実行ステージ」「5 維持ステージ」の 5 段階。）
	健康的な食生活に対する変容ステージ（「1 前熟考ステージ」「2 熟考ステージ」「3 準備ステージ」「4 実行ステージ」「5 維持ステージ」の 5 段階。）
ストレス度	「まったくストレスはない」（1 点）から「非常にストレスがたまっている」（10 点）の 10 段階。

4. 4. 8 「牛乳・乳製品摂取に関する変容ステージ」および「健康的な食生活に関する変容ステージ」についての質問紙調査

「牛乳・乳製品摂取に関する変容ステージ」を表4−15に示した。牛乳・乳製品摂取に関する対象者の現状に最も近いものを１つ選択させ、「牛乳・乳製品を十分に摂取することに関心はない」者を「前熟考ステージ」、「牛乳・乳製品を摂取することに関心はあるが、すぐに十分な量を摂取するつもりはない」者を「熟考ステージ」、「牛乳・乳製品を十分に摂取することに関心があり、ときどき十分な量を摂取するようにしている」者を「準備ステージ」、「食生活のなかで、牛乳・乳製品を十分に摂取するようになってから、６か月未満である」者を「実行ステージ」、「６か月以上にわたり、牛乳・乳製品を十分に摂取する食生活を送っている」者を「維持ステージ」とした。

なお、相関係数を算出する際には、牛乳・乳製品摂取に関する変容ステージを順位尺度とみなし、前熟考ステージを「１」、熟考ステージを「２」、準備ステージを「３」、実行ステージを「４」、維持ステージを「５」として、分析を行った。

「健康的な食生活に関する変容ステージ」を表4-16に示した。対象者の現状に最も近い項目を１つ選ぶよう指示し、その項目から対象者の健康的な食生活に関する行動変容ステージを決定した。すなわち、「食生

表4−15　牛乳・乳製品摂取に関する変容ステージ

1．前熟考ステージ	牛乳・乳製品を十分に摂取することに関心はない。
2．熟考ステージ	牛乳・乳製品を摂取することに関心はあるが、すぐに十分な量を摂取するつもりはない。
3．準備ステージ	牛乳・乳製品を十分に摂取することに関心があり時々十分な量を摂取するようにしている。
4．実行ステージ	食生活のなかで、牛乳・乳製品を十分に摂取するようになってから、6か月未満である。
5．維持ステージ	6か月以上にわたり、牛乳・乳製品を十分に摂取する食生活を送っている。

活の改善に関心がなく改善する予定もない」者は「前熟考期」、「食生活の改善に関心はあるが、すぐに改善する予定はない」者は「熟考期」、「食生活の改善に関心があり、健康的な食生活を始める準備をしている（たまに意識して健康的な食事をとる）」者は「準備期」、「健康的な食生活を始めてから、6か月未満である」者は「実行期」、そして「6か月以上にわたり、健康的な食生活を送っている（健康的な食生活が習慣化している）」者は「維持期」とした。

　なお、相関係数を算出する際には、健康的な食生活に関する変容ステージを順位尺度とみなし、前熟考ステージを「1」、熟考ステージを「2」、準備ステージを「3」、実行ステージを「4」、維持ステージを「5」として、分析を行った。

表4-16　健康的な食生活に関する変容ステージ

1. 前熟考ステージ	食生活の改善に関心はなく、改善する予定もない。
2. 熟考ステージ	食生活の改善に関心はあるが、すぐに改善する予定はない。
3. 準備ステージ	食生活の改善に関心があり、健康的な食生活を始める準備をしている（たまに意識して健康的な食事をとる者も含む）。
4. 実行ステージ	健康的な食生活を始めてから、6か月未満である。
5. 維持ステージ	6か月以上にわたり、健康的な食生活を送っている（健康的な食生活が習慣化している）。

4.4.9　質問紙による主観的ストレス度の測定および分析方法

　主観的ストレス度については、「まったくストレスはない」（1点）から「非常にストレスがたまっている」（10点）まで10段階スケールで尋ねた。

　統計解析には、SPSS Statistics 21（IBM社）を用い、有意水準は5％未満とした。欠損値は分析ごとに除外した。

第5節　質問紙による調査の結果および考察

4.5.1　牛乳・乳製品摂取に関する変容ステージ

　対象者の牛乳・乳製品摂取に関する準備性の実態を明らかにするために、牛乳・乳製品の摂取に関する変容ステージ（表4-14参照）について尋ねた。その結果を表4-17に示した。

　「牛乳・乳製品を十分に摂取することに関心はない」前熟考ステージの者は4人（11.4%）、「牛乳・乳製品を摂取することに関心はあるが、すぐに十分な量を摂取するつもりはない」熟考ステージの者は11人（31.4%）、「牛乳・乳製品を十分に摂取することに関心があり、ときどき十分な量を摂取するようにしている」準備ステージの者は12人（34.3%）、「食生活のなかで、牛乳・乳製品を十分に摂取するようになってから、6か月未満である」実行ステージの者は1人（2.90%）、「6か月以上にわたり、牛乳・乳製品を十分に摂取する食生活を送っている」維持ステージの者は、7人（20.0%）であった。

　このことから、牛乳・乳製品の摂取に関して、大学生の2割強は摂取することが習慣化しており（実行ステージと維持ステージの者の割合の合計）、3割強は恒常的ではないが摂取するようにしていることが明らかとなった。その一方で、牛乳・乳製品を十分に摂取するつもりのない者（前熟考ステージと準備ステージの者の割合の合計）が4割以上いることも示された。

表4-17　対象者の牛乳・乳製品摂取に関する変容ステージ

	性別		合計
	男性	女性	
前熟考ステージ	2(28.6%)	2 (7.1%)	4(11.4%)
熟考ステージ	2(28.6%)	9(32.1%)	11(31.4%)
準備ステージ	2(28.6%)	10(35.7%)	12(34.3%)
実行ステージ	0 (0%)	1 (3.6%)	1 (2.9%)
維持ステージ	1(14.3%)	6(21.4%)	7(20.0%)
合　計	7 (100%)	28 (100%)	35 (100%)

数値は人数

4.5.2 1週間あたりの牛乳および乳製品平均摂取

　食物摂取頻度調査票を用いた思い出し法により、1週間にどの程度、牛乳・乳製品を摂取するかについて尋ねた。その結果、牛乳は平均1.54杯（170mL）/ 1週間（*SD*=2.25, *N*=35）であり、ヨーグルトなどの乳製品で平均3.13個（ヨーグルト100gあるいはチーズ20g）/ 1週間（*SD*=2.96, *N*=35）であった。牛乳摂取量（杯/week）が0であり、かつ乳製品摂取量（個/week）が0の者は、5人（14.3%）であった。

4.5.3 牛乳・乳製品摂取に関する変容ステージと牛乳・乳製品摂取量との関連

　牛乳・乳製品摂取に関する変容ステージが実際の牛乳・乳製品摂取量を反映しているかどうかを検討するため、牛乳・乳製品摂取に関する変容ステージ（順位尺度）と牛乳摂取量（杯/week）・乳製品摂取量（個/week）（比率尺度）との関連について、Kendallの順位相関分析を行った。その結果を表4-18に示した。

　牛乳・乳製品摂取に関する変容ステージと、牛乳摂取量（杯/week）（τ=0.526, *p*<0.01）、乳製品摂取量（個/week）（τ=0.281, *p*<0.05）との間に、有意な正の相関がみられた。このことから、牛乳・乳製品摂取に関する変容ステージは、実際の牛乳・乳製品摂取行動を反映していることが示唆された。

表4-18　牛乳・乳製品摂取に関する変容ステージと牛乳摂取量・乳製品
　　　　摂取量との相関　　　　　　　　（Kendallの順位相関係数：τ）

	牛乳摂取量 （杯/week）	乳製品摂取量 （個/week）
牛乳・乳製品摂取に関する変容ステージ	0.526**	0.281*

N=35, *:p<0.05, **:p<0.01.

4.5.4 健康的な食生活に関する変容ステージ

　対象者の健康的な食生活に対する準備性の実態を明らかにするため

に、健康的な食生活に関する変容ステージ（表4-15参照）について尋ねた。その結果を表4-19に示した。

「食生活の改善に関心がなく改善する予定もない」前熟考ステージの者は1人（2.90%）、「食生活の改善に関心はあるが、すぐに改善する予定はない」熟考ステージの者は15人（42.9%）、食生活の改善に関心があり、健康的な食生活を始める準備をしている（たまに意識して健康的な食事をとる）」準備ステージの者は13人（37.1%）、「健康的な食生活を始めてから、6か月未満である」実行ステージの者は1人（2.90%）、「6か月以上にわたり、健康的な食生活を送っている（健康的な食生活が習慣化している）」維持ステージの者は、5人（14.3%）であった。

このことから、健康的な食生活が習慣化している大学生（実行ステージと維持ステージの者の割合の合計）は2割に満たず、恒常的ではないが健康的な食生活を実践している者の割合は4割弱であることが明らかとなった。その一方で、食生活を改善するつもりのない者（前熟考ステージと準備ステージの者の割合の合計）が4割以上いることも示された。

表4-19　健康的な食生活に関する変容ステージ

	性別		合計
	男性	女性	
前熟考ステージ	0　（0%）	1　(3.6%)	1　(2.9%)
熟考ステージ	3(42.9%)	12(42.9%)	15(42.9%)
準備ステージ	3(42.9%)	10(35.7%)	13(37.1%)
実行ステージ	1(14.3%)	0　（0%）	1　(2.9%)
維持ステージ	0　（0%）	5(17.9%)	5(14.3%)
合　計	7 (100%)	28 (100%)	35 (100%)

数値は人数

4.5.5　牛乳・乳製品摂取に関する変容ステージと健康的な食生活に関する変容ステージとの関連

　牛乳・乳製品を摂取することが健康的な食生活と関連しているか検討するため、牛乳・乳製品摂取に関する変容ステージ（順位尺度）と

健康的な食生活に関する変容ステージ（順位尺度）との関連について、Kendall の順位相関分析を行った。その結果を表4-20に示した。

牛乳・乳製品摂取に関する変容ステージと健康的な食生活に関する変容ステージとの間には、有意な正の相関がみられた（τ=0.382, p<0.05）。このことから、牛乳・乳製品摂取と健康的な食生活との関連が示唆された。

表4-20　牛乳・乳製品摂取に関する変容ステージと健康的な食生活に関する変容ステージとの相関（Kendall の順位相関係数：τ）

	健康的な食生活に関する変容ステージ
牛乳・乳製品摂取に関する変容ステージ	0.382*

N=35, *:p<0.05.

第6節　疲労・ストレス測定調査の結果および考察

4.6.1　自律神経評価の結果

疲労・ストレス測定システムを用いて対象者の疲労・ストレスの実態を客観的に計測した。その結果を表4-21に示した。大学生において、自律神経状態のトータル判定結果が「正常」であった者の割合はほぼ4割で、6割の者は「注意」あるいは「要注意」であった。

表4-21　疲労・ストレス測定システムによる自律神経状態の判定結果

	度数（人）
正　常	14（40.0%）
注　意	17（48.6%）
要注意	4（11.4%）
合　計	35（100%）

4.6.2　「疲労・ストレス測定システム」による自律神経評価と牛乳・乳製品摂取に関する変容ステージ

疲労・ストレス測定システムによる自律神経評価と牛乳・乳製品摂取に関する変容ステージとのクロス集計表を表4-22に示した。

表4-22　自律神経状態の判定結果と牛乳・乳製品摂取に関する
変容ステージとのクロス集計表

	前熟考ステージ	熟考ステージ	準備ステージ	実行ステージ	維持ステージ	合　計
正　常	1 (2.9%)	4 (11.4%)	5 (14.3%)	1 (2.9%)	3 (8.6%)	14 (40.0%)
注　意	3 (8.6%)	5 (14.3%)	5 (14.3%)	0 (0%)	4 (11.4%)	17 (48.6%)
要注意	0 (0%)	2 (5.7%)	2 (5.7%)	0 (0%)	0 (0%)	4 (11.4%)
合　計	4 (11.4%)	11 (31.4%)	12 (34.3%)	1 (2.9%)	7 (20.0%)	35 (100%)

数値は人数

4.6.3　「疲労・ストレス測定システム」による自律神経評価と牛乳・乳製品摂取

　表4-23に、疲労・ストレス測定システムによる自律神経評価群別に、
「牛乳摂取量（杯/week）」「乳製品摂取量（個/week）」「牛乳・乳製品摂
取量合計」（牛乳摂取量と乳製品摂取量の合計）の平均値を示した。

　「牛乳摂取量（杯/week）」「乳製品摂取量（個/week）」「牛乳・乳製品
摂取量合計」は、「正常」群＞「注意」群＞「要注意」群となり、牛乳・乳
製品摂取量が多いほど自律神経評価が良い傾向であったが、群間で有意
な差は認められなかった（牛乳摂取量；$F(2, 32)=0.73$, $n.s.$, 乳製品摂取
量；$F(2, 32)=0.47$, $n.s.$, 牛乳・乳製品摂取量合計；$F(2, 32)=0.72$, $n.s.$）。

表4-23　自律神経状態の判定結果群別の牛乳・乳製品摂取量平均

	牛乳摂取量 (杯/week) 平均 (SD)	乳製品摂取量 (個/week) 平均 (SD)	牛乳・乳製品摂取量合計 平均 (SD)
正　常 (n=14)	1.71 (2.67)	3.61 (4.06)	5.36 (5.94)
注　意 (n=17)	1.71 (2.11)	3.00 (2.12)	4.71 (3.60)
要注意 (n=4)	0.25 (0.50)	2.00 (1.16)	2.25 (0.96)
合　計 (N=35)	1.54 (2.25)	3.13 (2.96)	4.69 (4.54)

4.6.4 「疲労・ストレス測定システム」による自律神経評価と主観的ストレス度との関連

疲労・ストレス測定システムによって評価された自律神経評価を順位尺度とみなし、評価が「正常」の場合「1」、「注意」の場合「2」、「要注意」の場合を「3」として、主観的ストレス度（比率尺度）との関連について、Kendall の順位相関分析を行った。その結果を表4-24 に示す。

自律神経状態の判定結果と主観的ストレス度との間に有意な相関はみられなかった。

表4-24　自律神経状態の判定結果と主観的ストレス度との相関
（Kendall の順位相関係数：τ）

	主観的ストレス度
自律神経状態の判定結果	−0.086

N=35, n.s.

4.6.5 【研究2】の総括

客観的に計測された疲労・ストレス度が「正常」な者は、「注意」および「要注意」の者より牛乳・乳製品の摂取量が多い傾向にあったが、疲労度と牛乳・乳製品摂取との間に有意な関連は認められなかった。また客観的な疲労度と主観的ストレス度との間に有意な相関は認められなかった。このことは、主観的ストレス度として捉えることのできない疲労の実在を示唆しているのかもしれない。あるいは主観的ストレス度が高い場合であっても、ストレス対処を適切にできるかどうかが、客観的疲労度に影響している可能性も考えられる。

第7節　本章のまとめ

本章は、【研究1】と【研究2】の2部で構成されている。

【研究1】では大学生 317 人を対象として、ストレス状況下および疲労時における食選択や食行動の変化について質問紙調査を実施した。

その結果、全体の6割以上の者がストレス時に食事量が変化すること
が明らかとなり、うち4割弱は食事量が増えると回答した。また間食の
摂取においては、全体の5割以上の者がストレス時に間食量が変化する
ことが明らかとなり、うち4割強は間食量が増えると回答した。さらに
ストレス時に食事量が少なくなる者は間食量も少なくなる傾向にあるの
に対して、食事量が多くなる者は間食量も多くなる傾向にあることが示
唆された。

　一方、疲労時には、全体の7割以上の者において食事量が変化するが、
うち食事量が減少する者が半数程度いることが示された。また疲労時に
食事量が少なくなる者は間食量も少なくなる傾向にあるのに対して、食
事量が多くなる者は間食量も多くなる傾向にあることが示唆された。

　これらの結果から、ストレス時や疲労時における個人内の食事と間食
の量的変化は一致する傾向にあることが示された。またストレス時には
食事・間食摂取量が多くなる者の割合が少なくなる者の割合を上回った
一方で、疲労時には食事・間食摂取量が少なくなる者の割合が多くなる
者の割合を上回った。

　ストレス時および疲労時における食の質的変化について尋ねたとこ
ろ、ストレス時に特に食べたくなるものとしては、「塩辛い物」「油っこ
い物」「炭水化物」「生クリーム」「カロリーの高い物」などが特徴的であ
ることが示された。すなわち、ストレス時には、高脂質、高糖質、高塩
分な食物への摂取要求が高まることが示唆された。一方、疲労時に特に
食べたくなるものとしては、「冷たい物」「さっぱりした物」「あっさりし
た物」「すっぱい物」などへの摂取要求が高まることが明らかとなった。

　【研究2】では、学生35人を対象として、「牛乳・乳製品摂取に関す
る変容ステージ」、「健康的な食生活に関する変容ステージ」、「食物摂取
頻度調査」を実施した。また上記の質問紙法に加えて、疲労・ストレス
測定システムを使用して客観的な疲労・ストレス度を測定し、対象者に
おけるストレスや疲労と食生活との関連性について検証した。

客観的に計測された疲労・ストレス度が「正常」な者は、「注意」および「要注意」の者より牛乳・乳製品の摂取量が多い傾向にあった。しかし、疲労度と牛乳・乳製品摂取との間に有意な相関は認められなかった。今回の被験者数が35人という少数であったこと、さらには彼らの牛乳・乳製品の摂取量が一律に少ないことが影響している可能性がある。また、客観的な疲労度と主観的ストレス度との間に有意な相関が認められなかったことについては、主観的ストレス度として捉えることのできない疲労の実在が示唆されているのかもしれない。あるいは主観的ストレス度が高い場合であっても、ストレス対処を適切にできるかどうかが、客観的疲労度に影響している可能性も考えられる。

　食育におけるエビデンスを蓄積していくうえで、ストレスや疲労は、心身の健康増進における食育の評価手法に適用できる可能性があるが、ストレス対処能力など他の変数を組み込むなどして、さらに有機的・複合的モデルを想定して検証していく必要があると考える。その際、主観的な計測法だけに依るのではなく、本研究で導入した客観的にストレスや疲労を数値化できる計測法が有用であると考える。

註および引用・参考文献

1）内閣府『平成20年版 国民生活白書』，時事画報社，2009，p.63
　　[http://www5.cao.go.jp/seikatsu/whitepaper/h20/10_pdf/01_honpen/pdf/08sh_0103_03.pdf] (2016年5月1日閲覧).

2）同上書.

3）牟礼佳苗「2 ストレスのメカニズムとプロセス 2-1 生物学的側面（1）：生化学からの接近」，丸山総一郎 編『ストレス学ハンドブック』，創元社，2015，p.22.

4）丸山総一郎「1 ストレスの概念と歴史の研究」，丸山総一郎編『ストレス学ハンドブック』，創元社，2015，pp.5-11.

5）戸ヶ里泰典「ストレスに向き合いつつ健康に生きる」，井上洋士・山崎喜比古 編『健康と社会』，放送大学教育振興会，2011，pp.219-236.

6) 杉晴夫『ストレスとはなんだろう 医学を革新した「ストレス学説」はいかにして誕生したか』，講談社，2008, p.91.

7) 尾仲達史「ストレス反応とその脳内機構」，『日本薬理学会誌』，第126巻，2005, pp.170-173.

8) 丸山総一郎，前掲書4），pp.5-11.

9) 喜多村祐里「2 ストレスのメカニズムとプロセス」，丸山総一郎編『ストレス学ハンドブック』，創元社，2015, p.25-27.

10) 戸ヶ里泰典，前掲書5），p.219.

11) 熊野宏昭『ストレスに負けない生活――心・身体・脳のセルフケア』，筑摩書房，2007, p24.

12) 同上書，p.25をもとに著者が一部加筆している.

13) 丸山総一郎，前掲書4），p.9.

14) 丸山総一郎，前掲書4），p.10.

15) 丸山総一郎，前掲書4），p.6.

16) 戸ヶ里泰典，前掲書5），p.220.

17) 及川恵「12-1 ストレスと適応」，京都大学心理学連合 編『心理学概論』，ナカニシヤ出版，2011, p.290.

18) 戸ヶ里泰典，前掲書5），p.220.

19) 丸山総一郎，前掲書4），p.11.

20) 熊野宏昭，前掲書11），pp.26-29.

21) 永田頌史「1 医学的対応 1-1 ストレスの診断と治療」，丸山総一郎編『ストレス学ハンドブック』，創元社，2015, p.98.

22) 喜多村祐里，前掲書9），p.27.

23) Singh, Minati. Mood, Food, and Obesity. *Frontiers in Psychology*: 5, 2014, pp.1-20.

24) Sominsky, Luba & Spencer, Sarah J. Eating behavior and stress: a pathway to obesity. *Frontiers in Psychology*: 5(434), 2014, pp.1-8.

25) 田中喜秀・脇田慎一「ストレスと疲労のバイオマーカー」，『日本薬理学会誌』，第137巻，2011, pp.185-188.

26) 梶本修身「第III章第1節 疲労とサプリメント」，細谷憲政・浜野弘昭監修・著『サプリメントと栄養管理－Nutrition Care with Supplements』，日本医療企画，2006, pp.362-363.

27) 同上書，p363.

28) 田中喜秀・脇田慎一，前掲書25），p.188.

29) 武田薬品工業(株)HP「抗疲労食について」http://takeda-kenko.jp/

medical/fatigue_labo/recovery/foods.html

30) 倉恒弘彦「慢性疲労に陥るメカニズム，環境要因，遺伝的背景」,『治療』,
Vol.90, No.3, 2008, pp.449-456　http://www.fuksi-kagk-u.ac.jp/
guide/efforts/research/kuratsune/pdf/2008chiryoub.pdf

31) 渡辺恭良「第3回大阪府市医療戦略会議 資料」http://www.pref.osaka.
lg.jp/attach/19411/00129113/04_siryo2.pdf

32) (株)日立システムズ提供資料より

33) (株)日立システムズHP「疲労・ストレス測定システム」http://www.
hitachi-systems.com/solution/S1301/fses/

34) (株)疲労科学研究所HP「疲労ストレス測定システム」http://www.
fatigue.co.jp/kenshin.htm

35) (株)日立システムズHP https://www.hitachi-systems.com/special/fses/
download/report.pdf

36) (株)疲労科学研究所HP　http://www.fatigue.co.jp/pdf/KK-test01.pdf

第5章　研究のまとめと展望

第1節　アメリカの行動科学に基づいた食育プログラムと多様な栄養教育教材が示唆するもの

　近年、世界各国において食生活と関連の深い疾病の急増が問題となっているが、日本においても、肥満や生活習慣病の増加、過度の痩身志向など、食行動と健康の関連性の観点から取り組まねばならない課題が山積している。状況が日本よりもさらに深刻化しているアメリカでは、大学が中心となってトランスセオレティカル・モデル (TTM)、ヘルス・ビリーフ・モデル (HBM) などの行動変容理論に基づいて食生活改善に資する教育プログラムを開発し、また NASCO 社に代表される教育関連企業においても、食育のための多様な教材を製作・販売するなどして、国民の健康の向上に寄与する教育活動を盛んに行っている。このようなアメリカでの取り組みを検討することによって、よき食生活への改善に向けてわが国が参考にすべき理念や具体的な方法を導き出すことができると考えた。

　そこで、本書の第2章においては、全てのライフステージにおいて重要な栄養源となる牛乳・乳製品に焦点を当てながら、アメリカで開発された行動科学に基づく2つの教育プログラムの分析を通して、食行動変容に向けての示唆を得ることにした。また補章においては、第2章で取り上げた食育プログラムをより充実させる可能性がある栄養教育用教材について検討した。その結果、次の諸点が明らかになった。

（1）アメリカにおける代表的食育プログラムとして、一つはコロラド州立大学エクステンション部によって開発された *La Cocina Saludable* (*The Healthy Kitchen*) がある。このプログラムは、ト

ランスセオレティカル・モデルを理論的根拠としており、食と健康に関する知識や簡単な調理スキルの習得を通して、よき食生活へと行動変容を促すことを目指している。プログラムは6つのユニットから構成されており、各ユニットには、「テーマについて説明する」、「グループ・ディスカッションをする」、「テーマに関連する事実について教える」、「フリップ・チャートを使用して学習内容をまとめる」、「学習の到達度を自己評価させる」といった学習活動が共通して組み込まれている。

　プログラム全体の前半において、健康と「乳・カルシウムに富む食品」との関係について、確かな知識を習得させることがきわめて重視されている。そして健康を維持するために「何をどれだけ食べればよいのか」ということについて、朝食、昼食、夕食、間食を取り上げて、食品群別に主要食品を計量カップで計測するという活動を通して、具体的に体得させるように構成されている点に特徴が見られる。加えて、学習の過程においては、米国農務省推奨の「マイ・ピラミッド」と視覚教材である「フリップ・チャート」が繰り返し登場し、多彩な教材を用いるというよりは、よく工夫された少数の教材を丁寧に使用するように計画されている。

（2）分析した食育プログラムの2つめは、ワシントン州立大学とアイダホ大学の研究グループによって開発された *Now You're Cooking...Using a Food Thermometer!* (さあ、調理用温度計をつかって料理しよう)（以下、*NYCUFT* と略す）というものである。*NYCUFT* は、2つの行動変容理論、すなわち TTM と HBM に依拠した、高校生向けの食品衛生教育用プログラムで、家庭科の授業において使用されることを想定している。このプログラムは、肉類の不十分な加熱が原因で起きる食中毒を予防するために、ハンバーガーのパテやポークチョップ、鶏の胸肉、ソーセージのパテなどを調理する際、調理用温度計を用いて肉類の内部温度が十分に上がっ

ているかどうかを確認しながら調理を行うという、食品衛生上望ましい行動を獲得させることを目指している。

（3）第2章で検討した行動変容理論に基づいた2つの食育プログラムは、大学のエクステンション部の総力をあげて生み出された、優れたプログラムであるが、多様な教材を活用しているか、という観点からみると十分とはいえないように思われる。一方、補章で取り上げた NASCO 社の栄養教育用教材は多様で魅力的ではあるが、食育プログラムの中に位置づけることを行わず、各々を単独で利用する場合は、栄養に関する知識・理解は向上しても食行動改善への影響力はそれほど大きくないことが予測される[1]。そこで、各々の食育プログラムの内容や学習方法を補完するものとして、NASCO 社が販売している栄養教育用教材を位置づけたい。食育プログラムが行動変容を必要としている人々に対してより効果を発揮するためには、食と健康の関連について楽しく学ぶことのできる魅力的な教材を適所に導入することが不可欠であると考える。

第2章と補章で取り上げた、アメリカでの食育プログラムや栄養教育用教材に関する分析結果を指針として、日本人に適する行動変容理論を選択・決定し、多様で意義深い教材を組み込んだ体系的な食育プログラムを作成・実施することは、わが国において積極的に取り組むべき課題である。本研究から、このような課題にアプローチするための視角が示されたと考えている。

第2節　牛乳・乳製品摂取の側面から見た大学生の食と健康との関連について

第2章で検討した食育プログラム *La Cocina Saludable* においては、牛乳・乳製品の摂取が健康的な生活に不可欠であるという栄養学上のエビデンスを基盤として、行動変容の段階をステップ・アップさせる手立てが示されていた。

これを視野に入れて、第3章の【研究1】では、牛乳・乳製品の摂取量の違いが食生活や心身の健康とどのように関連しているのかということについて、大学生469人を対象として質問紙調査を実施した。調査内容は、牛乳・乳製品摂取に関する変容ステージ、健康的な食生活に関する変容ステージ、食物摂取頻度調査、不定愁訴尺度、幸福度、ストレス度についてであった。

調査の結果、牛乳・乳製品摂取状況により、不定愁訴や幸福度、ストレス度に違いが見られた。すなわち、牛乳・乳製品の摂取が習慣化している者は、そうでない者よりも不定愁訴やストレス度が低く、幸福度が高いことが明らかとなった。これらの結果は、牛乳・乳製品に含まれる栄養素・機能性非栄養素のもつ一次機能および三次機能と一致する傾向であった。

特段の疾病を有しない青年期の若者においても、牛乳・乳製品摂取をはじめとする食生活が心身のコンディションに影響を与えるという知見は、全てのライフステージにおいて、牛乳・乳製品摂取が重要であることを支持するエビデンスとなると思われる。このように、牛乳・乳製品摂取を促す食育の重要性や意義が人間の食行動の側面から明らかになったことを踏まえて、これらの摂取を促す効果的な介入を実施・検証することにより今後の食育の発展に寄与することができると考え、第3章の後半では、【研究2】に取り組み、その結果を示した。

第3節　デジタル・ツールとシリコン製スチームケースを使用した介入の効果と限界

第3章の【研究2】では、大学生31人を対象にして、質問紙調査に加えて、行動変容ステージモデルを基盤とした牛乳・乳製品に関する食行動変容を促すための介入を実践し、評価した。

牛乳・乳製品摂取に関する変容ステージのアップを目標に据えて、デジタル・ツール（ニンテンドーDS）とシリコン製スチームケースを使用した自己調整学習による介入を4週間にわたり実施した。

その結果、牛乳摂取に関するステージ変容については、介入前後で顕著な差は見られなかった。しかし間食としてのヨーグルト摂取に関するステージ変容については、全体の5割弱の者がよりよき方向へと行動をアップさせた。ヨーグルトを摂取するつもりのなかった者が摂取するようになり、摂取を習慣にする者が増えるなど、健康的な食生活に向けての行動変容がもたらされた。このように、牛乳の摂取量を増加させるという行動変容目標は達成されにくいが、間食をヨーグルトにするといった目標は比較的達成されやすいという結果が出されたことは、食育プログラムを作成する上で重要な視点になると思われる。

　【研究2】では牛乳・乳製品の摂取向上を中心とした食生活改善に向けて行動を変容させるために、デジタル・ツールとシリコン製スチームケースを使用したが、このことに対して、対象者の6～7割は肯定的な見解を示した。一方で、デジタル・ツールの使いにくさが行動変容の障壁となった可能性が示唆された。すなわち、ニンテンドーDSに「料理・調理について、学んで、作って、食べて、健康管理ができる」というコンセプトをもつソフトウェア「こはるのDSうちごはん。」を搭載しても、DSの画面が小さい、水に濡れると不具合を起こす、またソフトが提示している料理数が少ないなどの理由により、調理行動をサポートするツールとしては万全ではないと受け止められていた。

　最近の傾向として、スマートフォンなどの端末で料理の動画を見たり、参考にしながら調理を行う人が増加している。また、毎日の食事を記録することのできるアプリを活用して、健康管理に役立てている人も少なくない。さらには自分が作った料理をSNSに投稿して、他者と共有する人も多い。このような状況を受け止めて、これまでの研究において使用してきたデジタル・ツールの効果と限界を認識し、多様な機能をもつ端末を食行動変容のためにどのように利用するか、ということについて検討する必要があると考えている。

第4節　疲労・ストレスと食生活との関連を見出すことの意義

　近年、日本のストレス社会化が指摘されており、ストレス反応の慢性化による心身の不調やうつ病等の疾患が問題となっている。農林水産省農林水産技術会議は、うつ病や不眠などに栄養代謝のアンバランスが関わっており、それがストレス要因となっているとして、食生活がストレスや脳機能に重大な影響を及ぼす可能性について指摘している[2]。ストレス耐性という観点から乳の摂取をはじめとした食生活の影響は重要であると考えられるが、そのエビデンスについては十分に得られているとはいえない。

　そこで第4章では、大学生における牛乳・乳製品の摂取と疲労・ストレスとの関連を明らかにし、そのエビデンスを食育プログラムの開発および評価に提供することを意図した実証的研究を行った。

　導入する理論としては、食行動変容のために広く適用されているTTMを採用した。また、牛乳・乳製品の摂取と疲労・ストレスとの関係について明らかにするために、食物摂取頻度調査（FFQ）を行うとともに、疲労・ストレス測定システムによる測定を実施した。対象者は、質問紙調査のみの学生が317人、質問紙調査と疲労・ストレス測定を行った学生が35名であった。

　質問紙調査から、大学生は、ストレスに曝された際、4割前後の者は食べる量が増え、しかも脂質、糖質、食塩の多く含まれる食物を摂取したくなる傾向にあることが示唆された。一方、疲労時には食事量が減少する者が半数程度おり、あっさり・さっぱりした物や酸味を感じさせる食べ物が好まれることが明らかとなった。牛乳・乳製品や果物、魚介類などについては、好きな食べ物であっても、ストレス時や疲労時において食べたくはならず、ストレス・疲労によって食事バランスが悪化する可能性が示唆された。

　学生35人を対象とした疲労・ストレス測定システムによる客観的な疲労・ストレス度の測定にあたり、まず「牛乳・乳製品摂取に関する変

容ステージ」、「健康的な食生活に関する変容ステージ」、「食物摂取頻度」
について、質問紙による調査を行った。

　その結果、疲労・ストレス測定システムによって客観的に計測された
自律神経状態の評価が「要注意」の者は11.4%、「注意」の者は48.6%で、
両者を合わせると60%と高率になり、一方、「正常」な者は40%とそれ
よりも低い値であった。大学生の5人中3人が疲労・ストレスに曝され
ていることは見逃せない事実である。そのような中で、疲労・ストレス
度が「正常」な者は、「注意」および「要注意」の者より牛乳・乳製品の摂
取量が多い傾向にあることが明らかになった。しかし、疲労度と牛乳・
乳製品摂取との間に有意な相関は認められなかった。また、疲労・スト
レス測定システムで計測した客観的な疲労度と、質問紙調査で示された
主観的ストレス度との間に有意な相関も認められなかった。このような
結果については、主観的ストレス度として捉えることのできない疲労の
実在が示唆されているのかもしれない。あるいは主観的ストレス度が高
い場合であっても、ストレスに適切に対処できているかどうかが、客観
的疲労度に影響している可能性もある。いずれにしても、学生が、健康
で充実した大学生活を送ることができるように、質問紙による食生活の
調査に加えて、疲労度やストレス度を測定して可視化することの必要性
が示唆された。

　ストレスについての測定は、心身の健康増進における食育の評価手法
に適用できる可能性があるが、ストレス対処能力など他の変数を組み込
むなどして、さらに複合的モデルを構築し、検証していく必要がある。
そのためには、質問紙調査による主観的な調査と合わせて、本研究で試
みたように、客観的にストレスを数値化できる計測法を取り入れて、実
態を捉えることが有用であると考える。

　食物が果たす役割は、単に体が必要とする物質（栄養素等）を充足さ
せ生命をつなぐだけにとどまらない。食行動変容理論、疲労・ストレス
と食生活の関連、食文化や調理、嗜好性、食の安全性などに焦点を当て

ながら、心身の健康や幸福感をもたらす食生活のあり方を追究する食育プログラムの作成とその実践・評価が望まれている今日、本研究での成果が幾分なりとも寄与できるようにと願っている。

引用・参考文献

1）柴英里「栄養カードゲームの実践による知識の習得と食行動変容」,『高知大学教育実践研究』, 第26号, 2010, pp. 141-148.

2）「医学・栄養学との連携による日本食の評価」研究戦略検討会, 農林水産技術会議事務局『「医学・栄養学との連携による日本食の評価」研究戦略～異分野融合研究～』, 2014, pp.1-11. https://www.naro.affrc.go.jp/brain/ibunyakyodo/files/senryaku_nihonshoku.pdf

補　章　アメリカの栄養教育用教材・プログラムの収集と分析

第1節　NASCO 社の栄養教育用教材・プログラム

　行動変容ステージ・モデルに基づく食育プログラム *La Cocina Saludable* （2006 年版）の学習過程においては、米国農務省推奨の「マイ・ピラミッド」と視覚教材である「フリップ・チャート」が主たる教材として繰り返し使用されており、豊かな教材の準備という側面から見れば課題があるように思われた。そこで、課題解決に向けての一手段として、アメリカの大手教材会社である「NASCO」から栄養教育用教材・プログラムを取り寄せるとともに、同社のホームページ上で提供されている授業例を検討してみた。

　アメリカの大手教材会社である NASCO 社から購入した栄養教育用の教材 4 種類とプログラム 3 種類の一覧は、表 6-1 に示した通りである。

表6-1　NASCO 社から購入した栄養教育用教材・プログラムの一覧表

No.	名称と型番		分類	価格 (USD)
1	*Food Fun Nutrition Cards*	(WA26822HR)	M	9.95
2	*Nasco's Double Food Cards Set*	(WA24925HR)	M	49.95
3	*Body IQ Nutrition Board Game*	(WA31372HR)	M	49.95
4	*Health Helpings MyPlate Game*	(EL10763HR)	M	15.95
5	*50 App Activities for Food Safety and Sanitation* (WA31784H)		P	34.95
6	*Serving up...50 Lessons Over Easy for Food Science and Nutrition* (WA23863HR)		P	139.95
7	*What's for Breakfast? Lesson Plans*	(SB49455HR)	P	24.95

M：Materials（教材・教具）、P：Programs（プログラム中に教材を含む）

表6-1に示した栄養教育用教材・プログラムは、アメリカの食育においてどのような教材が用いられているかを幅広く知る手掛かりとなること、そして日本の食育教材開発への示唆を得ることができることが期待できた。加えて、アメリカでは、栄養教育にゲームを活用することが、1970年代からすでに始まっていた。近年、「エデュテイメント」という、教育的要素（Education）と娯楽的要素（Entertainment）を同時に機能させることを指す言葉・概念[1]が注目されているが、アメリカはまさにエデュテイメントの先駆けであったといえる。そのため、長い伝統とその過程で確かとなった学習効果を踏まえながら、アメリカでは、現在も魅力的な栄養教材が数多く開発されていると考えられる。

　以下では、入手した7つの栄養教育用教材・プログラムを紹介し、その特徴を明らかにした。なお写真は、画質の点から現物を撮影したものではなく、NASCO社のホームページ（http://www.enasco.com/）から引用した。

第2節　収集した栄養教育用教材・プログラムの概要と特徴

6.2.1　*Food Fun Nutrition Cards*

　Food Fun Nutrition Cards の写真とカードのデザイン（数字カード）を図6-1に示した。このゲームは、5歳以上を対象としたもので、栄養と運動の基本について教えるためのカードゲーム教材である。5歳以上のすべての年齢層において有用な情報が記載されているので、自学自習用の教材としても利用することができる。カードを用いながら栄養と運動に関する重要な概念の習得を強化できるよう8種類のゲームが提案されている。

　カードの大きさは縦9 cm×横6.5cmである。52枚のカードは4つの群に分けられており、それぞれAから10までの10枚の数字カードと、J・Q・Kの記号が付された3枚の記号カードで構成されている（すなわち、4群×13枚＝計52枚）。1〜10までの数字カードには食品の写真とその食品の栄養情報が載っており、Jにはジャンクフード、Qには

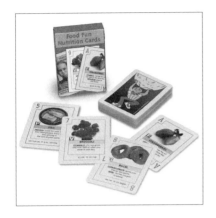
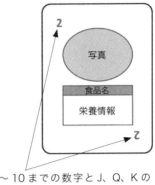

1〜10までの数字とJ、Q、Kの文字色は群ごとに異なる

図6-1　Food Fun Nutrition Cardsの写真(左)と数字カードのデザイン(右)
http://www.enasco.com/product/WA26822G

グレートスナッカー（ヘルシーな間食）、Kには運動についての情報と写真が載っている。表面（数字・記号、食品の写真・栄養情報などが印刷されている面）の数字・記号等は4色に色分けされている。この4色は、マイ・プレート（MyPlate：図6-4参照）の赤色、緑色、橙色、紫色に対応しており、それぞれ順に果物群、野菜群、穀類、タンパク質群を示している。このカードを使用することにより、例えばトランプのように遊びながら学習することができる。

6.2.2　Nasco's Double Food Cards Set

Nasco's Double Food Cards Set の写真を図6-2に示した。

プラスチックの箱に、縦10cm×横15cmの食品カードが100枚ずつ、2セットで計200枚入っている。カードはコーティングされているため丈夫である。

あらゆる年齢の人々にいろいろな食べ物とその1食分の分量や栄養価について教えることができ、様々な使い方ができる。具体的には、単純に食品の名称を覚えたり、栄養的知識を習得したり、献立を作成することなどに利用できる。カードの表には、カラーで食物の写真が載せられ

ており、裏にはその食物の栄養ラベルが示されている。食品の写真を縁取る枠線の色は、マイ・プレートの色と対応しており、果物類が赤色、野菜類が緑色、タンパク質類が紫色、穀類が橙色、乳製品が青色となっている。

　代表的な100種類の食品のカードが1枚ずつ100枚で1セットを構成しており、それが2セット（計200枚）あるが、セットごとに1サービングあたりの量が異なるようにしている。例えば「乳（全乳）」の食品カードは200枚のうち2枚あるが、一方には「240ml」あたりの、他方には「120ml」あたりの栄養成分が示されている。

　青色で囲まれた乳・乳製品を示すカードは100枚中に7枚（200枚中では14枚）あり、牛乳（全乳）、プレーンヨーグルト、スキムミルク、バニラアイスクリーム、クリームチーズ、スライスチーズ、角切りチーズであった。取り上げられている栄養成分は、カロリー、脂肪および飽和脂肪酸、コレステロール、ナトリウム、炭水化物および食物繊維・糖質、タンパク質であった。栄養成分表示に着目すると、ビタミン含有量についての記載はなく、三大栄養素およびナトリウムについてのみであった。

　このことから、Nasco's Double Food Cards は、食品の摂取過剰による健康への悪影響や、生活習慣病のリスクを低下させるための適切な食品摂取などについて学習するのに適したカードであるといえる。

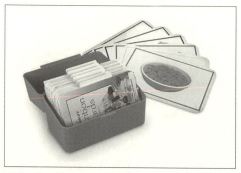

図6-2　Nasco's Double Food Cards Set の写真
http://www.enasco.com/prod/images/products/F4/AC099604.jpg

6.2.3 *Body IQ Nutrition Board Game*

*Body IQ Nutrition Board Game*の写真を図6-3に示す。このボードゲームは、8歳以上を対象としており教育的なゲームとして楽しむことができるようになっている。ボード（ゲーム盤）に描かれた人体の中を食物がたどるのと同じ経路で探検するというコンセプトであり、人が何かを食べたとき、それがどのように消化管を通過し消化・吸収・排泄されるのかを視覚的に捉えることができる。

*Body IQ Nutrition Board Game*にはボード（1枚）と駒（6つ）のほかに、計600枚のカードが含まれている。カードの内訳は、①臓器についての質問／解答カードが300枚、② Food Fight card（食知識カード）が100枚、③ Super Food card（食品・栄養素カード）が200枚であり、カードの大きさは、縦9 cm×横6 cmである。ボードのマス目には、各カードのカテゴリに対応したアイコンが記されており、プレイヤーは進んだ先のマス目に描かれたアイコンのカードを引く。

①臓器についての質問/解答カードの内容は、10の臓器、すなわち口、脳・神経系、細胞、骨、筋肉、食道、胃、肝臓・胆嚢、小腸、大腸に関する選択式クイズと解答・解説である。例えば、脳・神経系のカテゴリのカードには、「問題：匂いによって突然何かを思い出すことがある。

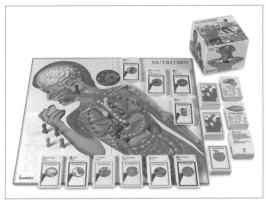

図6-3　*Body IQ Nutrition Board Game*の写真
http://www.enasco.com/product/EL11110 (X) G

なぜか」という質問および「A) 匂いは直接脳に届くから、B) 匂いには
カフェインが含まれているから、C) 匂いには油脂が含まれているから」
という3つの選択肢が用意されている。そして、カードの下部には「答
えA)：嗅覚は唯一脳に直接伝わる感覚である。匂いについて考えるの
は、匂いによって何かいいことや悪いことが思い起こされた後のことで
ある」という解答と解説が付記されている。カードのクイズに正解すれ
ば、カードに記されている数字の数だけ駒を進めることができる。

　②Food Fightボードのマス目にプレイヤーが止まった場合、Food
Fight card（食知識カード）をもらい、そこに書かれている「Food
Fight」に挑戦する。例えば、「Food Fight：最もビタミンB_2の多いカー
ドを持っている人」と書かれていた場合、各人Super Food cardをカー
ドの山から1枚ずつ引き、最もビタミンB_2の多いSuper Food cardを
引き当てたものが勝者となる。勝者は、場に出たすべてのカードをもら
うことができる。また、このカードには、例えば「ビタミンB_2を多量
に摂取すると、尿が黄色くなることがある。これは全く無害である」と
いった食品や栄養素に関する知識が付記されている場合がある。

　③Super Food cardには、ある食品に含まれている18種類の栄養
素、すなわち、エネルギー、タンパク質、飽和脂肪酸、不飽和脂肪酸、
炭水化物、食物繊維、ビタミンA、ビタミンB_1、ビタミンB_2、ビタ
ミンB_3、ビタミンB_6、ビタミンC、ビタミンD、ビタミンE、カル
シウム、マグネシウム、鉄、亜鉛の量が記載されている。さらに、多
く含まれている栄養素量は緑色、中程度の栄養素量は黄色、他の食品
と比してあまり多くない栄養素の量は赤色になっている。このカード
は、ゲーム開始前に30枚ずつ各プレイヤーの前に裏を向けた状態で
山積みにしておく。

　カードのバリエーションが非常に多く、カードに記載された学習内容
は、栄養学、医学、生化学、生理学など幅広い専門分野に関連した高度
なものである。食品に含まれている栄養素量の多さを視覚的に捉えやす

いよう、信号機の緑・黄色・赤になぞらえて栄養素量の数値が色分けされているのも興味深い。

6.2.4 Health Helpings MyPlate Game

　Health Helpings MyPlate Game の写真を図6-4に示す。このゲームは、4〜8歳を対象としている。アメリカ農務省のマイ・プレートのガイドラインに従っており、マイ・プレートについての理解を促す教材である。活動ガイド、4枚のMyPlate盤、50枚の食品カード、回転針のついた円盤がセットになっている。50枚の食品カードは、MyPlateの食品カテゴリと同様に、穀類、タンパク質群、野菜群、果物群、乳・乳製品群の食品がそれぞれ10種類ずつある。例えば、乳・乳製品の場合、牛乳、アメリカンチーズ、チェダーチーズ、チョコレートミルク、カッテージチーズ、アイスクリーム、プディング、ストロベリーミルク、さけるチーズ、ヨーグルトの10種類であった。食品カードの表は食品の写真となっており、裏には食品名が表記されている。また、裏面の色は、穀類ではオレンジ色、タンパク質群では紫色、野菜群では緑色、果物群では赤色、乳・乳製品群では青色になっており、MyPlate盤の色に対応している。

　各々のプレイヤー（最大4人で遊ぶことができる）には、1枚ずつMyPlate盤が与えられる。円形の盤につけられた回転針を回して、針

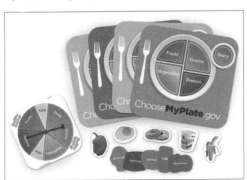

図6-4　*Health Helpings MyPlate Game* の写真
http://www.enasco.com/product/EL10763G

が止まった箇所の食品群にカテゴライズされる食品を、食品カードの中から選び取る。食品カードの裏面の色を見ることで、自分が選んだ食品カードが針の止まった箇所の食品群かどうかを確かめることができる。正しく食品を選ぶことができた場合には、その食品カードをもらうことができる。MyPlate 盤上に入手できた各カテゴリの食品を置いていき、一番早く MyPlate 盤の食品カテゴリを全てそろえた者が勝者となる。

6.2.5 *50 App Activities for Food Safety and Sanitation*

50 App Activities for Food Safety and Sanitation の写真を図 6-5 に示す。これは、2013 年に発行された 6～12 学年用の教材である。この教材は、食品の安全性や公衆衛生といった食品衛生関連の内容について教えるためのもので、レッスン・プラン、教師用指導書（187 ページ）、ゲームが用意されている。それに加えて、*50 App Activities for Food Safety and Sanitation* 最大の特徴は、無料あるいは有料の iPad、iPhone、iPod 用ソフトウェア・アプリケーション App を開発しており、ICT 教材という側面ももつことである。最新のテクノロジーを教育現場においてうまく取り入れながら、生徒のインタラクティブな学習活動を導く工夫がなされている。

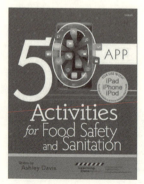

図 6-5　*50 App Activities for Food Safety and Sanitation* の写真
　　　　http://www.enasco.com/product/WA31784H

6.2.6 *Serving up...50 Lessons Over Easy for Food Science and Nutrition*

Serving up...50 Lessons Over Easy for Food Science and nutrition の写真を図6-6に示す。この教材は、11歳以上を対象としており、栄養教育に関する254ページに及ぶ50のレッスン・プランと活動が示されている。各レッスンは、導入時のゲームまたは活動、スライドやゲームを活用した学習の展開、ワークシートやゲームによる評価という3つのパートに分かれている。例えば、レッスンには、栄養素や、消化システム、食事計画、調理と調理用具、台所設備などについての学習内容が含まれており、牛乳については184～188ページ、チーズについては189～193ページにレッスン・プランが示されている。

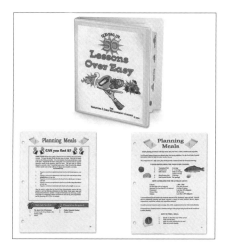

図6-6　*Serving up...50 Lessons Over Easy for Food Science and Nutrition* の写真
http://www.enasco.com/product/WA23863 (X) H

6.2.7 *What's for Breakfast? Lesson Plans*

What's for Breakfast? Lesson Plans の写真を図6-7に示す。この教材は、6～12学年用である。児童・生徒に栄養価の高い朝食を取ることの重要性や、栄養的な食物選択、朝食の必要性などについて、楽しく活動的に学ばせることのできる10のレッスンから構成されている。

レッスンごとに、目的、必要な教材、予習、話し合いのポイント、活動に役立つワークシートが示されている。

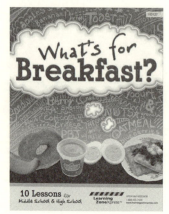

図6-7　What's for Breakfast? Lesson Plans の写真
http://www.enasco.com/product/SB49455H

　以上（6.2.1～6.2.7）において NASCO 社から購入した栄養教育用の教材4点とプログラム3点を紹介した。これらは、食育に活用できそうな数ある教材の中のごく一部にすぎないが、ゲームをしながら栄養関連の知識習得ができるものや ICT の活用を組み込んだものがあり、食品のカラー写真を多用しているという共通点も見受けられた。換言すれば、カラフルで視覚的にインパクトのある教材が多かった。食行動変容を必要としている人々に対して、より効果を発揮するためには、楽しく学ぶことのできる魅力的な教材を豊かに導入することが望まれる。

第3節　Nasco's Double Food Cards Set 教材を用いた授業例

6.3.1　Nasco's Double Food Cards Set を用いた授業の概要

　実際に、先述した教材をどのように授業で活用できるかを探るため、NASCO 社がホームページ上で公開している、Nasco's Double Food Cards Set を用いた授業例を紹介する。
　この授業例では、Nasco's Double Food Cards Set を中等レベルの家

庭科に適用することを前提としている。授業のテーマは、「それはバッグの中に！（It's in the Bag!）」というもので、対象学年、適用するスタンダード、評価方法、使用教材、授業の目標と指導過程は次の通りである。

（1）対象とする学年レベル：ミドルスクール／ハイスクール

（2）適用する全米家庭科スタンダード：数学的スキル及び読解スキルを用いて栄養データを評価し、解釈することを通して専門性を高める。

（3）形成的評価：食事に関する栄養データを批評し、代替の食事を提案し、その理由を示すことができる。

（4）使用教材：*Nasco's Double Food Cards Set* (WA24925HE)、紙のルーズリーフ、カードを入れる紙バッグ

6.3.2　授業の目標と指導過程

（1）授業の目標

Nasco's Double Food Cards Set の食品カードとカードを入れる紙バッグを用いて、各自で食事の準備が模擬的にできるようにする。

（2）指導過程

①導入（15〜20分）

　　生徒に、過去24時間以内に食べたすべての食事を思い出させて、食べたものをノートに記すよう指示をする。リストアップされた食品に「C」か「NC」のマークを付けさせる。「C」は自分で選んだ食品に付け、「NC」は自分で選択したものではなく与えられた食品に対して付ける。各生徒には、自分の食物リストを読み返させて、「C」を付けた食品と「NC」を付けた食品のどちらがより健康的かを考えさせる。そして、その理由を文章にさせ、口頭で発表させることによってクラス全体で共有する。

②展開（15〜20分）

　　クラスの生徒に食べた食事を再現させる代わりに、*Nasco's Double Food Cards Set* の食品カード（以下、食品カードとする）と

それを入れる紙バッグを用意する。それらを各グループのテーブルの上に置く。まず、自分で選択したものではなく与えられた食品(「NC」)について学ぶことを生徒に伝える。生徒はテーブルまで行き、テーブル上の食品カードの山から「NC」をつけた食品のカードを選び出す。席に戻って、裏面の栄養ラベルを利用しながら、「NC」の食品カードに記されたカロリー、脂質、コレステロール、ナトリウム、食物繊維、糖質、タンパク質の総量を計算する。このようにして「NC」の食事の栄養価を割り出せたら、「NC」の食品カードはテーブル中央のカードの山の中に戻させる。今度は、自分で選ぶ食事を作成するために、テーブル上のカードの山の中から新たに食品カードを集める。日常的に与えられている「NC」の食事よりも、より栄養に富む食事を作るべきであるというコンセプトのもとで、生徒は食品カードを選択する。それらの食品カードを持って席に戻り、自分で選んだ食事のカロリー、脂質、コレステロール、ナトリウム、食物繊維、糖質、タンパク質の総量を計算する。そして、より栄養の富むものとして自ら選んだ食品の名称を紙バッグの外側に情報として記す。

③まとめ (5〜10分)

結論として、与えられた「NC」の食事よりも、自分で選んだ食事の方がなぜ健康的であるのか、その理由を用紙に記述させる。生徒が用紙に書いた選択理由をクラス全体にフィードバックし、その後、各自の紙バッグに入れさせる。翌日、紙バッグを返却させる。

以上が、NASCO 社のホームページで紹介されている、食品カードを用いた授業例である。これを参考にしつつ、変容プロセスの概念と照らし合わせながら教材を活用することで、トランスセオレティカル・モデルに基づいた食育実践がより充実したものとなることが期待できる。

6.3.3 総 括

アメリカの大手教材会社である「NASCO」から食育用教材・プログラ

ムを取り寄せて特徴を把握するとともに、同社のホームページ上で提供されている授業例を検討してみた。その結果、人体・食物・栄養について学ぶことのできる教材が多種多様に開発されていることが分かった。

　同社のみならず他社の栄養教育教材をリサーチし、例えば食品カードなどを食育に組み込み、楽しく遊びながら基礎的な知識を身につけることができれば、よき食生活を創造する基盤になるであろう。また、変容プロセスの概念と照らし合わせながら教材を活用することで、よりよき食生活に向けて行動変容を促すことができる可能性があることが示唆された。

引用・参考文献

1）師井聡子・鉄谷信二・高橋時市郎「協調型エデュテイメント展示『ContacTable』」,『日本バーチャルリアリティ学会論文誌』, 第16巻, 第4号, 2011, pp.585-596.

あとがき

　本書は平成 22（2010）年に上梓した『行動変容ステージモデルに基づく青年期の食行動に関する研究』（すずさわ書店発行）を発展させたものであり、筆者が高知大学に赴任してからも引き続き取り組んでいる、行動科学からのアプローチによる食と健康との関連性についての研究を内容としている。本書の基盤となった主な論文・研究報告書は以下のとおりであり、これらを加筆・修正し、再編成することによって内容を構成した。

（1）トランスセオレティカル・モデルによる食行動変容に関する研究
　　　（高知大学学術研究報告、第 60 巻、2011 年、pp.73-83）

（2）アメリカにおける乳・乳製品摂取を促進する食育プログラムの理論と方法および使用教材の研究（平成 25 年度　Ｊミルク『食と教育』学術研究報告書、2014 年）

（3）行動変容ステージモデルに基づいた乳・乳製品の摂取を促す食教育プログラムの開発——青年期を対象として——（平成 26 年度　Ｊミルク『食と教育』学術研究報告書、2015 年）

（4）大学生を対象とした乳摂取促進に資する食育プログラムの開発と評価に関する実証的研究——行動変容理論および疲労・ストレス測定システムを導入して——（平成 27 年度　Ｊミルク『食と教育』学術研究報告書、2016 年）

　上記の報告書のうち（2）、（3）、（4）は、競争的資金の獲得という形で「一般社団法人Ｊミルク」から研究助成を受けたことによる成果であり、Ｊミルクおよび関係の諸氏に厚くお礼申し上げます。とりわけ（3）「行動変容ステージモデルに基づいた乳・乳製品の摂取を促す食教育プ

ログラムの開発——青年期を対象として——」が、Jミルク平成26年度『食と教育』学術研究最優秀賞を受けたことは、一連の研究の推進力となった。ここに付記して、感謝いたします。

　以上のように、本書はJミルクの学術研究助成と深く関わっているため、食行動と健康との関連性について、乳・乳製品の摂取という側面に特化して追究している、という限界がある。今後は、日常生活において重要な位置を占めている他の食品も対象として、人々の食行動と健康とのより確かな関連性を見出したいと考えている。

　なお、本研究を進めるに際しては、Jミルクとともに高知大学からも研究費助成を受けた。記して、深く感謝申し上げたい。

　最後になりましたが、学術書出版の厳しい折に、本書の出版を快諾くださったすずさわ書店の青木大兄氏および校正などの書籍発行に至るまでの業務についてお世話になりました瀬戸井厚子氏に心よりお礼申し上げます。

平成30年3月30日

柴　英里

索 引

50 App Activities for Food Safety and Sanitation *139, 146*

Body IQ Nutrition Board Game *139, 143*

Food Fun Nutrition Cards *139, 140, 141*

Health Helpings MyPlate Game *139, 145*

Healthy People *19, 20, 47*

Hillers, Virginia *23, 43*

La Cocina Saludable (The Healthy Kitchen) *16, 23, 24, 27, 28, 30, 31, 37, 38, 41, 42, 51, 131, 133, 139*

McCurdy, Sandra *24, 43*

NASCO *131, 133, 139-141, 148-150*

Nasco's Double Food Cards Set *139, 141, 142, 148, 149*

Now You're Cooking...Using a Food Thermometer! *16, 23, 24, 43, 132*

Serving up...50 Lessons Over Easy for Food Science and Nutrition *139, 147*

What's for Breakfast? Lesson Plans *139, 147, 148*

21世紀における国民健康づくり運動（健康日本21） *14*

アメリカ人のための食生活指針 *20*

アメリカ農務省 *19, 32, 38, 43, 145*

アメリカの食育プログラム *19, 23*

アンダーソン，ジェニファー（Jennifer Anderson） *23*

意識の高揚 *23, 26, 67*

意思決定バランス *22*

維持ステージ *22, 25, 51, 53, 54, 56, 59-65, 67, 72, 73, 75, 76, 117-120, 122, 124*

栄養勧告 *19*

栄養教育用教材・プログラム *140*

栄養充足率 *59, 60, 62*

栄養素充足量 *52*

エデュテイメント *69, 140, 151*

エビデンス *14, 20, 51, 93, 99, 127, 133, 134, 136*

援助関係 *23, 26, 67*

カードゲーム教材 *140*

介入 *17, 22, 45, 51, 53, 66, 68, 70-76, 78, 81, 93, 134, 135*

過体重 *20, 21*

カルシウム *14, 15, 28, 31-42, 59, 60, 132, 144*

カルシウムに富む食品群 *15, 31-34, 38-42*

がん *14, 20, 21, 32*

環境の再評価 *23, 26*

間食としてのヨーグルト摂取に関する変容ステージ *71, 73, 74, 135*

客観的なストレス評価法 *111*

客観的な疲労・ストレス度 *126, 136*

キャノン，ウォルター・B（Walter Bradfold Cannon） *96*

牛乳・乳製品摂取状況 *17, 51, 66, 93, 134*

牛乳・乳製品摂取に関する変容ステージ *52-54, 56-65, 67, 117, 118, 120-124, 127, 136*

牛乳・乳製品の三次機能 *15, 66*

強化マネジメント *23, 26*

経験的プロセス *23*

健康課題 *20, 21, 95*

健康増進 *13, 14, 16, 19, 20, 32, 88, 96, 113, 127, 137*

健康的な食生活 *24, 52-54, 58, 64, 70, 71, 74-76, 93, 117-119, 122, 123, 126, 134, 135, 137*

健康的な食生活に関する変容ステージ *52, 54, 58, 74, 75, 118, 119, 121-123, 126, 134, 137*

抗ストレス　99
行動科学　18, 19, 23, 51, 131
行動的プロセス　23
行動変容理論　16, 21, 24, 27, 31, 44-
　47, 68, 131-133, 137
幸福度　51, 52, 55, 65, 66, 93, 134
コーピング　97
こはるのDSうちごはん。　68-70, 84,
　94, 135
コロラド州立大学エクステンション部
　23, 131
サービング　34, 39-41, 84, 142
刺激コントロール　23, 26
自己解放　23, 26
自己効力感　22, 45, 46, 68, 69
自己調整学習　66, 68-71, 76, 93, 94, 134
自己の再評価　23, 26, 67
実行ステージ　22, 25, 53, 54, 56, 59-
　65, 67, 72-75, 117-120, 122
社会的解放　23, 26, 67
社会的再適応評価尺度　97
主観的幸福感　66
主観的ストレス度　119, 125, 127, 137
主観的なストレス評価法　111
授業のための手引書　24, 25, 26, 28
熟考ステージ　22, 25, 51, 53, 54, 56, 59-
　65, 67, 72-75, 117-120, 122
準備ステージ　22, 25, 53, 54, 56, 59-65,
　68, 72-75, 117-120, 122, 124
食育　13, 14, 16, 17, 19, 21, 23, 24, 27, 28,
　30, 31, 45, 47, 48, 51, 52, 66, 69, 71, 82-
　89, 91, 95, 96, 99, 113, 127, 131-140, 148,
　150, 151
食育基本法　13, 17
食育教材　21, 82, 87, 88, 140
食育プログラム　16, 19, 23, 24, 30, 51,
　99, 131-133, 135, 136, 138, 139
食塩摂取過多　111
食行動変容　14, 17, 21, 24, 41, 66, 67,

　93, 131, 134-138, 148
食事摂取基準　15, 18, 20
食事バランス　69, 84-86, 111, 136
食中毒　43, 44, 46, 47, 132
食中毒原因菌　44
食中毒予防行動　44, 47
食品衛生教育プログラム　43, 44
食物摂取頻度調査　17, 52, 57, 121, 126,
　134, 136
シリコン製スチームケース　17, 66, 70,
　71, 76, 78-82, 87-89, 90-93, 134, 135
自律神経機能年齢　114, 115
自律神経のバランス　114
自律神経評価　123-125
心理社会的ストレス要因　97
推定エネルギー必要量　20
推定平均必要量　15, 20
好きな食べ物　100, 101, 105-110, 136
ステージ・アップ　22, 66, 67, 71-75
ストレス　17, 51, 52, 55, 65, 66, 93, 95-
　103, 105, 106, 108-117, 119, 123-129,
　134, 136, 137
ストレス時における間食の量的変化
　102
ストレス時における食行動の変化
　100, 101
ストレス時における食事の量的変化
　102, 103
ストレス時に食べたくなるもの　105,
　106, 108, 110
ストレス対処　97, 99, 126, 127, 137
ストレス耐性　99, 136
ストレス度　52, 55, 65, 66, 93, 117,
　119, 125, 127, 134, 136, 137
ストレスの生理的モデル　96
ストレス反応　17, 96-99, 112, 128, 136
ストレス評価法　111, 112
ストレッサー　96-99
ストレッサー・ストレスの分類区分　99

生活習慣病　*13, 19, 87, 88, 111, 131, 142*
生理学的評価法　*111, 112*
セリエ，ハンス (Hans Selye)　*96, 97*
前熟考ステージ　*22, 25, 51, 53, 54, 56, 59-65, 67, 72, 73, 75, 117-120, 122*
耐容上限量　*20*
腸管出血性大腸菌 O157　*44*
調理用温度計　*23, 24, 43-47, 132*
デイリーハッスルズ　*97*
デジタル・ツール　*66-71, 76-78, 80-86, 92, 93, 134*
ドラマティック・リリーフ　*23, 26*
トランスセオレティカル・モデル (transtheoretical model：TTM)　*16, 22, 24, 30, 31, 52, 53, 66, 68, 71, 131, 150*
日本人の食事摂取基準(2015年版)　*15*
乳製品摂取量　*57, 58, 121, 124, 125*
乳糖不耐症　*33-36*
ニンテンドーDS　*66, 68-70, 94, 134, 135*
脳卒中　*20, 21*
バイオマーカーなどによる客観的計測　*114*
反対条件づけ　*23, 26*
汎適応症候群　*96*
ピア・エデュケータ　*27*
肥満　*13, 19-21, 28, 32, 111, 131*
疲労・ストレス測定システム　*17, 99, 111, 114, 115-117, 123-126, 136, 137*
疲労時における間食の量の変化　*104*
疲労時における食行動の変化　*100, 101*
疲労時における食事の量的変化　*102-104*

疲労時に食べたくなるもの　*105, 106, 108, 110*
疲労バイオマーカー候補　*111, 113*
フォルクマン，スーザン（Susan Folkman)　*97*
不定愁訴　*52, 55, 64, 66, 134*
不定愁訴尺度　*52, 55, 64, 134*
フリップ・チャート　*28, 29, 31, 34, 37, 38, 41-43, 132, 139*
プロチャスカ，ジェームズ・O（James O. Prochaska)　*3, 22*
ヘルス・ビリーフ・モデル (Health Berief Model：HBM)　*16, 21, 43, 45, 46, 131*
ヘルス・プロモーション　*27*
変容ステージ　*16, 22-26, 51-54, 56-68, 70-76, 94, 117-124, 126, 134, 137, 139*
変容プロセス　*22-24, 26, 31, 66-68, 150, 151*
ホームズ，トーマス・H（Thomas H. Holmes)　*97*
マイ・ピラミッド（MyPyramid)　*28, 29, 31, 32, 38-43, 132, 139*
マイ・プレート（Myplate)　*141, 142, 145*
ライフイベント　*97, 112*
ラザルス，リチャード・S（Richard S. Lazarus)　*97*
レイ，リチャード・H（Richard H. Rahe)　*97*
レッスン・プラン　*146, 147*
ワークシート　*147, 148*

著者紹介

柴　英里（しば　えり）

2005年　広島大学医学部総合薬学科 卒業
2007年　広島大学大学院医歯薬学総合研究科 博士課程前期修了 修士（薬学）
2010年　広島大学大学院教育学研究科 博士課程後期修了
同　年　広島大学学位取得 博士（教育学）
2011年　国立大学法人高知大学教育研究部人文社会科学系教育学部門講師
　　　　（現在に至る）
2015年　牛乳食育研究会（乳の学術連合）「平成26年度　食と教育学術研究」
　　　　最優秀賞受賞

主要著書

単著：『行動変容ステージモデルに基づく青年期の食行動に関する研究』
　　　　すずさわ書店，2010.
共著：『幼児の楽しい食育！ 世界に一つだけのレシピ集』（「1章　III 幼児期の
　　　　食事について」），高知大学教育学部附属幼稚園編，明治図書，2014.
　　　　『21世紀の学びを創る――学習開発学の展開――』（「第6章3節　これ
　　　　からの食育を考える」），森敏昭監修，藤江康彦・白川佳子・清水益
　　　　治編，北大路書房，2015.
　　　　『教科教育研究ハンドブック』（「第12章第3節　食育の研究」），日本
　　　　教科教育学会編，教育出版，2017.

主要論文

「携帯型ゲーム機を用いた大学生の食行動の改善に関する研究」，『広島大学
　　大学院教育学研究科紀要第一部（学習開発関連領域）』第58号，2009年，
　　39-46頁.
「トランスセオレティカル・モデルによる食行動変容に関する研究」，『高知大
　　学学術研究報告』，第60巻，2011年，73-83頁.
「栄養カードゲームの実践による知識の習得と食行動変容」，『高知大学教育実
　　践研究』第26号，2012年，141-148頁.

He-Bin TANG, Eri SHIBA, Yu-Sang LI, Norimitsu MORIOKA, Tai-Xing
　　ZHENG, Nobukuni OGATA, Yoshihiro NAKATA, Involvement of
　　Voltage-gated Sodium Channel Nav1.8 in the Regulation of the Release
　　and Synthesis of Substance P in Adults Mouse Dorsal Root Ganglion
　　Neurons, *Journal of Pharmacological Sciences*, Vol.108, No.2, 2008,
　　pp.190-197.
柴英里，森敏昭「トランスセオレティカル・モデルにおける行動変容ステー
　　ジから見た大学生の食生活の実態」，『日本食生活学会誌』第20巻第1号，
　　2009年，33-41頁.

行動科学からのアプローチによる
食と健康との関連性の研究

発　行　2018年3月30日　初版第1刷

著　者　柴　英里
編集者　瀬戸井厚子
発行者　青木大兄
発行所　株式会社すずさわ書店
　　　　埼玉県川越市脇田本町26-1-306　〒350-1123
　　　　TEL：049-293-6031　FAX：049-247-3012
用　紙　柏原紙商事株式会社
印刷・製本　株式会社双文社印刷

ISBN978-4-7954-0361-1 C3077

©SHIBA, Eri printed in Japan, 2018
All rights reserved. No part of this publication may be reproduced,
stored in a retrieval system, or transmitted, in any form or by any means,
without the prior permission in writing of
SUZUSAWA Publishing Co., Ltd.
Produced in Japan

日本理科教育学会賞受賞

戦後日本の理科教育改革に関する研究
──アメリカ科学教育情報の受容と展開──

柴 一実 著（広島大学名誉教授）

　従来，戦後の理科教育改革に関する研究では，その中心が，『学習指導要領・理科編（試案）』（1947）の成立過程や小学校理科教科書『小学生の科学』（1948・49）の作成過程にあった。

　しかしこれらの先行研究では，日本人関係者が残した資料に基づいて，彼らの活動が主に論じられており，アメリカ側からもたらされた科学教育情報が彼らにどのように受容され，戦後の理科教育改革の契機となったのかという視点は見られない。教育の非軍事化・民主化を目指した GHQ の占領施策は，学習指導要領の編纂と教科書の作成に限定するものではなかった。

　そこで，筆者はもっと広い立場から，すなわちアメリカの科学教育情報の受容と展開という視点から，戦後理科教育改革の姿を見たいと思うようになった。（本書「まえがき」より）

A5 判 256 頁　定価（本体 5,000 円＋税）　ISBN978-4-7954-0194-5

CD-ROM版（PDF形式）
占領期教育指導者講習基本資料集成

編集・解説 高橋寛人（横浜市立大学教授）

　本書は戦後教育の出発点の「教育指導者講習」（The Institute for Educational Leadership, IFEL）関係の基本資料集で，文部省や GHQ／SCAP（CIE）関係の膨大な文書の中から必要かつ重要資料を精選し編集したものである。

　日本民主化のために創設された教育行政専門職（教育長・指導主事）に何が求められたか。またＣＩＥがめざした教師教育とはいかなるものかといった今日的な課題を解明するための資料も収録。OS にとらわれない PDF 形式を採用し，廉価な電子版として提供する。六千余名の修了者名簿には氏名別・所属機関別等の検索機能を新たに付す。

定価（本体 48,000 円＋税）　ISBN978-4-7954-0308-6

CD-ROM版（PDF形式）
戦時期科学技術動員政策基本資料集成

監修・解説 大淀昇一（元東洋大学教授）

　本書は戦時期，軍部が主導し「国家総力戦体制確立」を目指して行われた，科学技術動員政策解明のための基本資料，約 3400 余頁を収録したものである。監修者による解説「日本における戦時科学動員体制の淵源と展開」等も付す。OS にとらわれない PDF 形式を採用し，充実した「しおり」機能を付した電子版として提供。

定価（本体 30,000 円＋税）　ISBN978-4-7954-0311-6